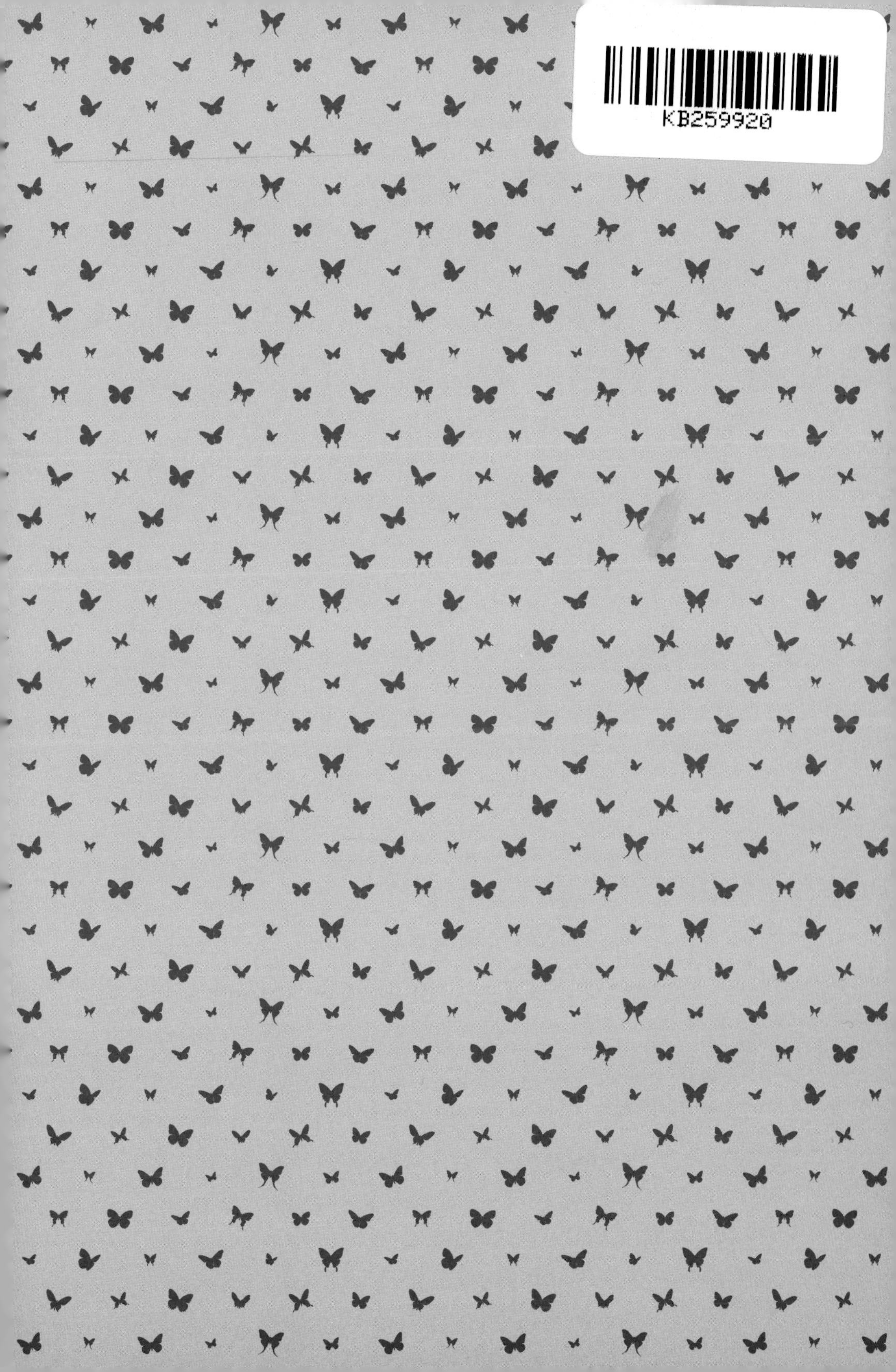
KB259920

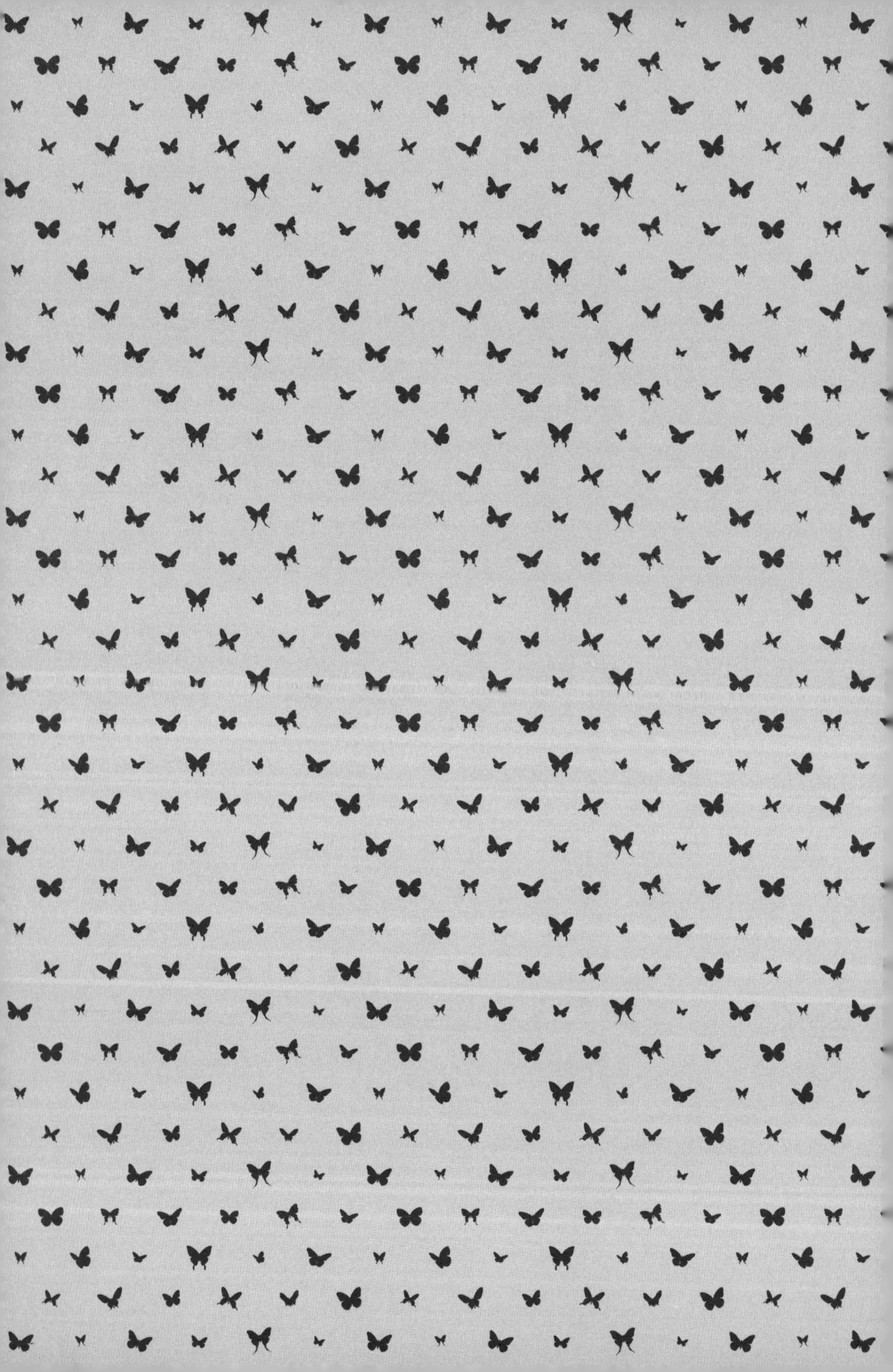

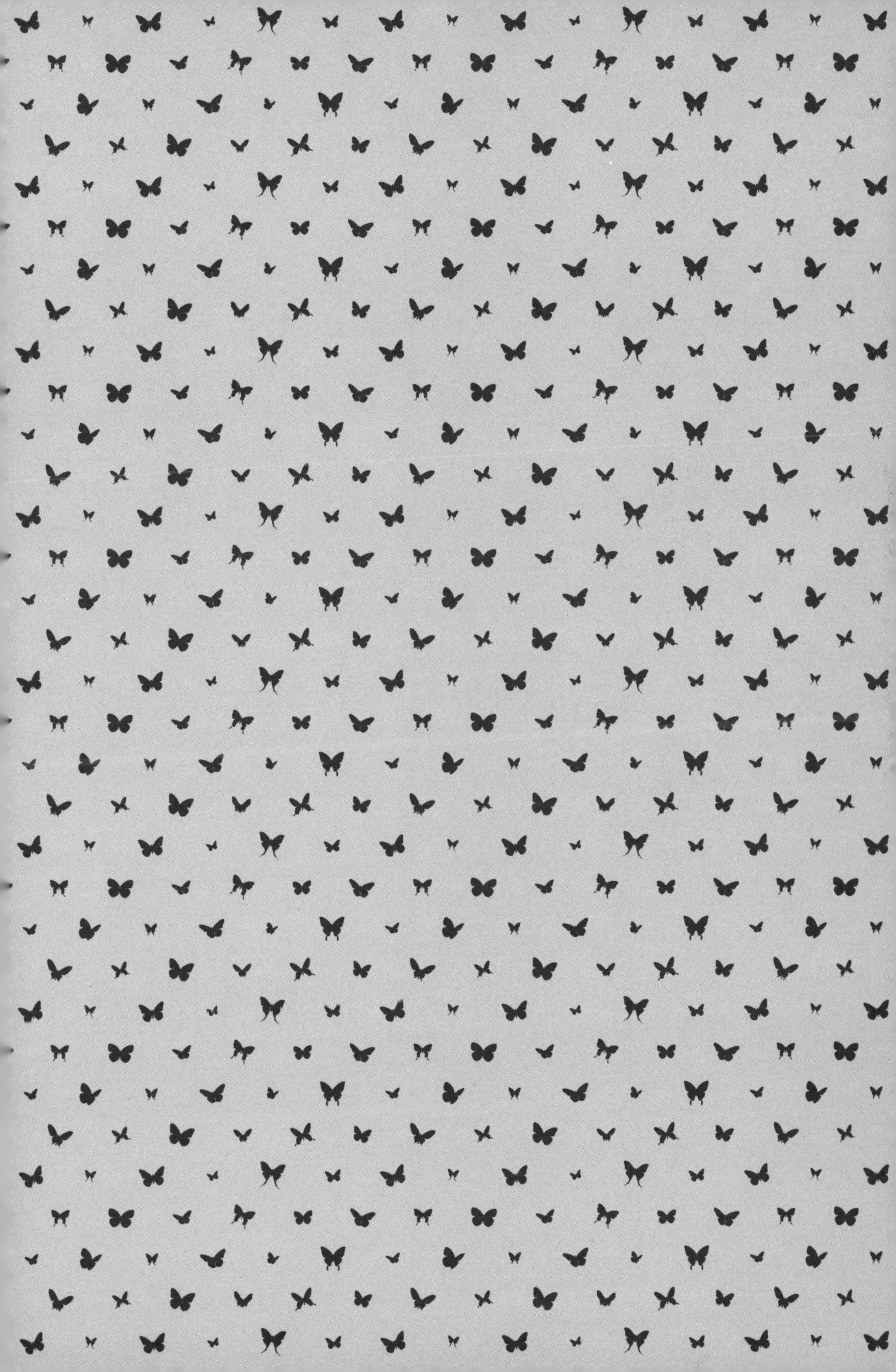

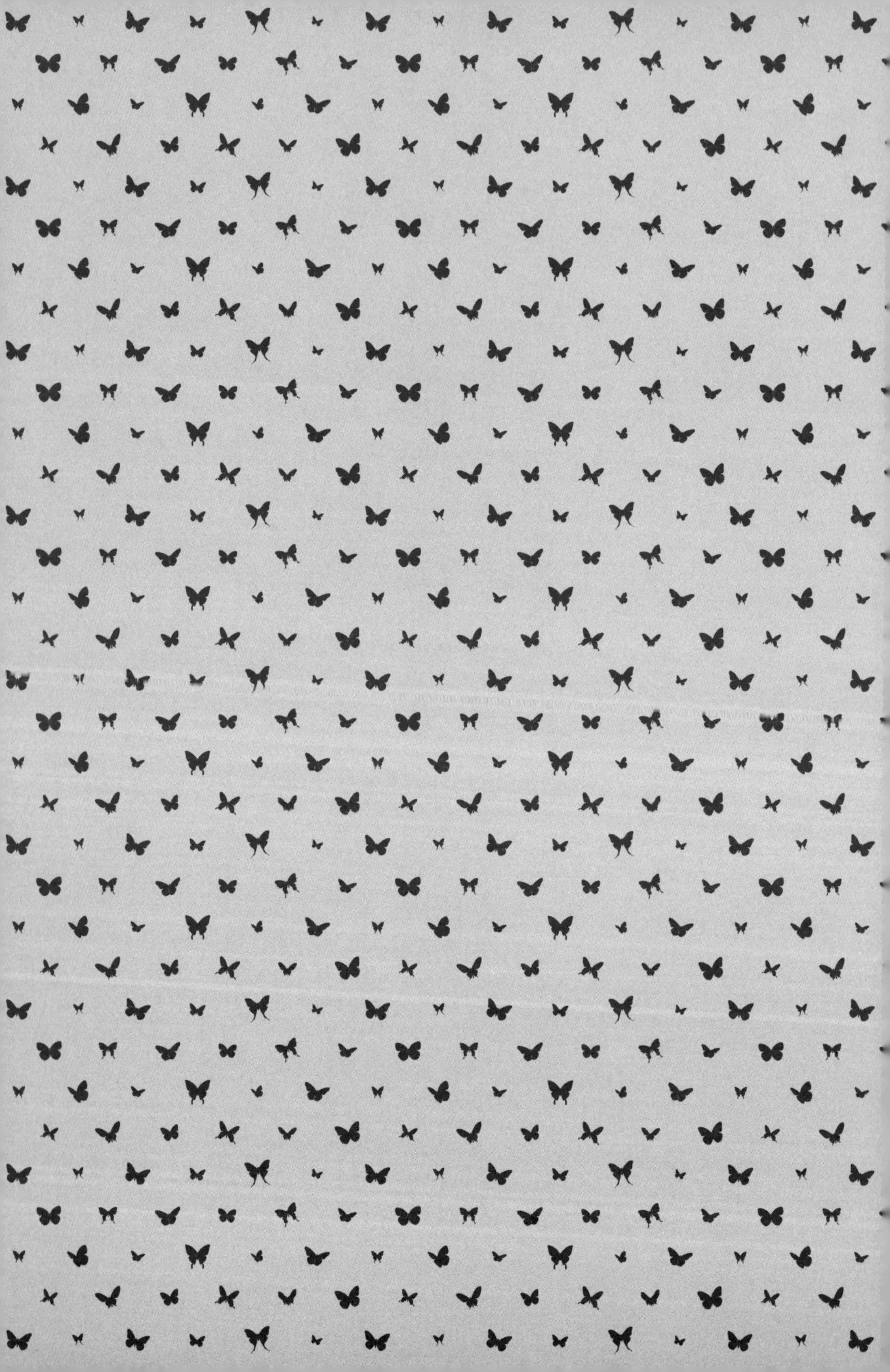

EXCELLENT NURSING

일러두기

• 이 책에 사용된 일본식 표현과 용어는 한국 실정에 맞는 표현과 용어로 교체되었습니다.

• 일본어는 국립국어원의 외래어 표기법에 준하여 표기하였습니다.

EXCELLENT NURSING

데시마 메구미 편저 / 정정희 감수 / 김지원, 이민자 옮김

메디캠퍼스

진정한 위대함이란
기쁠 때나 괴로울 때나
즐길 수 있는 힘이다.

— 로맹 롤랑 (1866~1944)

집필자 일람

◎ 편저

데시마 메구미

치바 대학 대학원 간호연구학과
병원간호 시스템관리학과 교수

◎ 집필(가나다순)

다카노 요우코

나가하마 적십자병원 간호부장

사 카 이 후 미

마츠야마 적십자병원
교육연수 추진위원실 간호실장

오바야시 유미코

야마구치 적십자병원 간호부장

오 제 키 지 시

도쿄 도립 보쿠토 병원 간호과장

이리에 아키코

데이쿄 대학 치바 종합의료센터
교육부장 · 병동부장

이치세 히로키

도쿄 외국어대학 시간강사

호리우치 유미

소마 간호전문학교 교감

시작하면서

이 책이 출판되기까지 3년이 걸렸습니다. 2010년 12월 5일에 홋카이도 의료대학 대학원 간호학 연구과의 이시가키 야스코 선생이 주최한 세미나에서 〈긍정적인 사고와 간호 관리〉라는 주제로 강연을 할 기회가 있었습니다. 창밖은 눈이 내리고 추웠지만, 세미나장은 참가자들의 열기로 후끈거렸습니다. 마침 그곳에 홋카이도 삿포로 출신인 의학서원 편집자 고사이 아이 씨가 참석했던 바, 그분의 제안으로 이 책을 출판하게 되었습니다.

그렇지만 출판이 진행되던 2011년 3월 11일, 동일본대지진이 일어났습니다. "어떻게 이런 일이 날 수 있지?"라는 생각에 당황하다 보니, 경황없는 상태에서 시간을 보냈습니다. 긍정적인 사고 같은 것은 불가능했습니다.

이 책의 공동집필자 중 한 분인 오바야시 유미코 씨는, 그 당시 일본 적십자사 본사에서 간호계장으로 근무하고 있었습니다. 유미코 씨는 적십자사에서 지진 피해자들을 지원하는 일과, 야마구치 적십자병원에서 퇴원을 지원하는 프로젝트를 담당하고 있었지요. 또한 분의 공동집필자인 호리우치 유미 씨는 대지진 직후에 발생한 원자력 발전소 사고 뒤, 피난 구역의 경계에 위치한 후쿠시마 현 소마 시 종합병원에서 간호부장으로 근무하셨습니다. 이 두 분은 이렇게 어렵고 힘든 상황에서 석사 과정을 마치기 위한 연구도 계속했습니다. 이 책의 제4장에는 그러한 노력의 결과가 실려있습니다. 저는 어떠한 상황에서라도 늘 진취적인 자세를 보이면서 노력을 다하는 그녀들의 모습에 감동했고 격려도 받았지요. 아울러 상황이 어려울수록 관리자는 긍정적인 관점을 취해야 한다는 메시지를 전하는 이 책을 써야겠다고 마음을 먹었지요. 이 책을 위해 여섯 가지 사례를 써주신 분들과, 수업이나 프로젝트에 참여하여 제게 많은 영향을 주신 학생 여러분, 또한 다양한 조언에 더해 긍정적 관리(positive management) 기법에 대한 원고를 모아주신 이치세 히로키 선생님께 진심으로 감사를 드립니다.

출산율이 급속히 낮아지고 고령화가 진행되면서 이에 대한 다양한 대책이 나오고 있습니다. '이렇듯 생각을 바꾸지 않으면 살아갈 수 없는 시대에 간호관리자로서 어떻게 일할 것인가?'라는 고민도 하고, '부족하거나 없는 것들을 떠올리며 불평만 할 때가 아니다'라는 생각도 했지요. 그러니까 미래로 눈을 돌리고서 지금 내가 가지고 있는 것의 가치와 장점을 이끌어내야 할 때라고 봤습니다.

부디 이 책이 간호관리자 여러분의 창조력을 북돋울 작은 원동력이 되었으면 합니다.

의학서원의 편집자 고사이 아이 씨는 여러 출판물들을 기획하느라 바쁘고 힘들었을 텐데도 이 책이 출판될 수 있도록 저를 계속 격려해주셨습니다. 또한 야마구치 고즈에 씨도 표지의 디자인과 레이아웃을 위해 마지막까지 힘을 짜내 '긍정적인 마음'을 표현해주셨습니다. 이 두 분의 세심한 지원에 제 마음속에서 우러나오는 고마움을 전합니다.

이 책의 출판을 위하여 지원해주시고 수고해주신 많은 분들께도 진심으로 감사의 말씀을 전합니다.

데시마 메구미

차 례

제1장 사물을 보는 관점 및 사고방식과 간호 관리
– 데시마 메구미

제2장 스스로 생각하고, 행동하고, 서로 돕는 문화를 만들기 위하여
포지티브 매니지먼트의 이론과 프로세스
– 이치세 히로키

제3장 다양한 방법을 유연하게 조합하는 관점

포지티브 매니지먼트의 기법

–이치세 히로키

제4장 실제 사례에서 배우는 포지티브 매니지먼트

– 다카노 요우코

사물을 보는 관점 및 사고방식과 간호 관리

어느 곳에서나 관리자의

사고방식과 행동은 조직에 커다란 영향을 줍니다.

이 장에서는 우선 '나는 늘 어떻게 사물을 보는가?'를

다시 한 번 생각해봅시다. 또한 조직을 개발하기 위하여

현상을 어떻게 분석하고, 어디에 초점을 맞추고,

어떻게 접근하면 좋을지를 생각해볼 것입니다.

1. 왜 사물을 보는 관점이 중요한가?

프랑스 철학자 알랭*은 《행복론(*Propos sur le Bonheur*)》에서 이렇게 말했습니다. "비관주의는 기분에 의한 것이고, 낙관주의는 의지에 의한 것이다. 기분에 따라 살아가는 사람은 모두 슬픔에 휩싸인다. 아니, 그것만으로 끝나지도 않는다. 이어서 신경이 곤두서며 날카로워지고 화가 난다."[1] 우리가 적극적·긍정적으로 사물을 보려면 반드시 의지와 노력과 행동이 필요합니다. 테레사 수녀의 명언으로 잘 알려진 말(표 1-1)과 '철의 여인' 마거릿 대처 총리가 어린 시절에 아버지로부터 들은 이야기, 마하트마 간디가 했던 말, 힌두교에서의 가르침, 그리고 일본에서는 프로야구선수들과 축구선수들이 좋아한다는 말들 중에도 비슷한 것이 많습니다.

의료계에서도 이와 마찬가지로 간호관리자의 행동은 그 휘하 간호사들에게는 물론 다른 의료 팀원들이나 병원의 관리직 직원들, 그리고 환자들과 그 가족들에게까지 영향을 줍니다. 그러니 평소에 자신이 내리는 결정의 대부분이 어떠한 생각에 기초하는지를, 일단 사물을 보는 관점을 생각해봅시다.

---

* 본명은 에밀 오귀스트 샤르띠에(1868~1951)이다. _옮긴이 주

생각을 조심하세요, 언젠가는 말이 되니까.

말을 조심하세요, 언젠가는 행동이 되니까.

행동을 조심하세요, 언젠가는 습관이 되니까.

습관을 조심하세요, 언젠가는 성격이 되니까.

성격을 조심하세요, 언젠가는 운명이 되니까.

(1) '기계론적 세계관'이란 무엇인가?

17세기에 과학혁명이 시작되자 기계론적 세계관이라는 사고방식이 제기되었습니다. 기계론적 세계관은 '어떤 사건의 원인에는 반드시 어떤 결과(인과관계)가 있기 마련이다. 그런 인과관계는 늘 단계적으로 축적되어 간다(환원주의)'는 사고방식입니다. '같은 조건에서는 같은 일이 반복될 수 있다'는 점과, '예측이 가능하다'는 것을 전제로 하는 개념이지요. 여기서 정신이나 심리 상태, 의지 같은 개념은 제외되었습니다. 그러니까 기계론적 세계관은 인간과 조직을 일종의 기계로 보기 때문에 상태가 좋지 않은 부분은 기계의 부품처럼 교체해줌으로써 최선의 결과를 얻을 수 있다는 것입니다. 이러한 기계론적 세계관은 경제학과 경영학에 많은 영향을 주었으며, 현대 사회가 발전하는 과정에서도 중요한 역할을 했습니다.

그러나 기계론적 세계관은 일이 복잡해질수록 새로운 상황에 대응하기 어렵습니다. 《EQ 감성지능》을 쓴 다니엘 골먼은 어느 의사의 말을 인용하여 이렇게 지적했습니다. "마음을 가진 사람과 관련된 의료 문제를 기계론적 세계관으로 생각하고 처리하는 것에는 문제가 있다. 환자들은 물론 의사들도 경제적 요소를 우선시하는 의료계의 현실로부터 불이익을 당하고 있다."[2] 다사카 히로시 씨는 "기업이라는 것은 일종의 생물체다. 그래서 '기계'처럼 설계하여 관리할 수 없다"라고 주장했습니다. 아울러 기존의 기계론적 세계관을 뛰어넘는 개념을 갖춘 생명론적 세계관에 입각하여 자기조직화*라든가, 진화를 촉진하는 지혜를 갖추는 일의 중요성을 설명했습니다.[3]

(2) 생명론적 세계관이란 무엇인가?

"우리는 인간이고, 생명을 지닌 생물체다. 그러므로 사람을 기계에 비유하기보다는 자연이나 생물계에서 배우는 것을 전제로 사람에 대해 생각해야 한다." 이것이 생명론적 세계관입니다. 생물의 특징으로는 개방계, 자기조직화, 창의적이고 발전적인 진화, 그리고 환경과의 관계를 들 수 있습니다. 플로렌스 나이팅게일은 《간호론 (Notes on Nursing : What it is and What it is Not)》에서 이렇게 말했습니다. "간호란 자연이 손을 쓸 수 있는 최선의 상태에 환자를 놔두

---

* self-organization, 외부로부터 압력을 받지 않고 관련도 맺지 않고서 스스로 혁신적인 방법으로 조직을 꾸려나가는 것이다. _옮긴이 주

는 것이다." 즉, 플로렌스 나이팅게일도 자연치유력의 중요성을 강조했던 것이지요. 이렇듯 자신의 존재라는 경계를 뛰어넘는 자기초월적 개념은 베티 뉴먼, 로즈메리 파시, 진 왓슨 등의 간호이론에서도 발견할 수 있습니다.

다음으로 이 두 가지 세계관을 비교한 〈표 1-2〉에 따라 사물을 보는 관점의 변화 과정을 살펴보고자 합니다. 기존의 기계론적 세계관은 어느 한 곳에 멈춰있는 상태와 그 구조를 이해하고, 부분에 초점을 맞췄습니다. 또한 객관적인 리얼리티의 세계는 우리 자신들로부터 독립된 존재라고 믿어왔기 때문에 객관적 예측과 객관적 평가가 중요했지요. 한편 생명론이라는 새로운 세계관은 "우리는 환경으로부터 독립된 존재가 아니다. 그래서 현상에 대해 기록할 때에는 자신이나 자신과의 관계를 제외하는 대신 모두를 포함시켜 보고, 관계성의 변화도 계속 파악해야 한다"고 생각했습니다.

새로운 세계관인 생명론은 오감은 물론 그것을 뛰어넘는 지혜에 주목하고 있습니다. 이는 간호의 세계에서도 이루어지면서 시, 예술, 은유를 이용한 커뮤니케이션이나 케어링caring 및 치유를 고려한 설명도 시도되고 있습니다.[4] 물론 인간을 기계로 비유해서 본다면 그 기능이나 효율성, 효과에 가치가 있다고 볼 수 있습니다. 허나, 생명이라는 관점에서 파악하면 그의 자질이나 그 사람 자체의 의미가 중요해집니다.

조직이라는 것은 인간의, 즉 한 사람 한 사람의 집합으로 이루어져있다고 생각한다면, 기계론적 견해보다 생명론적 견해가 더 옳다고 봅니다. 다니엘 골먼은 《SQ 사회지능》의 프롤로그에 이렇게 적었습니다. "새로 깨닫게 된 것이 있다. 우리는 자신과 관계를 맺고 있는 사람들로부터 정신적·신체적 자극을 받는다. 즉, 이로써 정신과 건강이 이루어진다는 사실을 깨닫고 현명하게 행동해야 한다. 또한 반대로 자기 자신이 타인의 기분과 건강에 어떤 영향을 주는지도 잘 생각해야 한다."[2]

표 1-2. 사물을 보는 관점

	이전의 세계관	새로운 세계관
명칭	기계론적 서양적	생명론적 동양적
	실증주의	통일·변화수용적/해석주의, 사회구성주의
특징	폐쇄적, 직선적, 인과관계, 예측가능, 컨트롤 가능	개방적, 비직선적, 예측불가능, 컨트롤 불가능, 자기조직화적, 진화, 환경과의 결합(관계)
	정지된 상태, 폐쇄적 구조 부분 및 개별	움직임, 개방적 과정 전체(관계)
관점	객관적	주관(자기)을 포함
	외적 영향에 의해 바뀜	자기가 가진 능력(자연치유력) 전체의 조화
제의 방법	말(지도·교육), 행동, 오감五感	비언어적 전달, 존재, 오감을 뛰어넘는 무엇
가치	효과, 효율, 양	사람마다의 의미, 질

데시마 메구미 : [연재] '사물을 보는 관점·사고방식과 간호 실천 – (2) 새로운 세계관이란 무엇인가?', 《주간의학계신문》 제2283호, 1998

2. 조직 감정과 포지티브 매니지먼트

인재 관리, 산업심리학, 조직 행동에 관한 이론과 연구는 일반적으로 직원들의 지식 및 노하우 그리고 행동에 맞춰졌습니다. 그래서 감정은 대개 무시되었지요. 그러나 이러한 상황이 21세기에 들면서 급속하게 변화했습니다.[5]

(1) 포지티브 매니지먼트란 무엇인가?

포지티브positive 심리학은 1954년에 심리학자인 에이브러햄 매슬로가 처음으로 사용한 말입니다. 그 뒤를 이어 미국 심리학회 회장 마틴 셀리그먼이 '행복과 웰빙well-being'이라는 인간적 측면을 중시하면서, 사람의 강점에 초점을 둔 심리학을 발전시켰습니다.[6] 현재에 이르러 신경생리학과의 협력으로 그 이론에 대한 검증이 이루어졌습니다. 그리하여 개인과 집단의 강점에 초점을 두고, 포지티브한 성과와 과정 및 조직과 구성원의 특징, 성공, 회복력, 덕성과 같은 영역에 대한 연구가 진행되었습니다. 마침내 포지티브 조직 연구(Positive Organizational Scholarship, POS)라는 새로운 연구학파도 탄생했습니다.

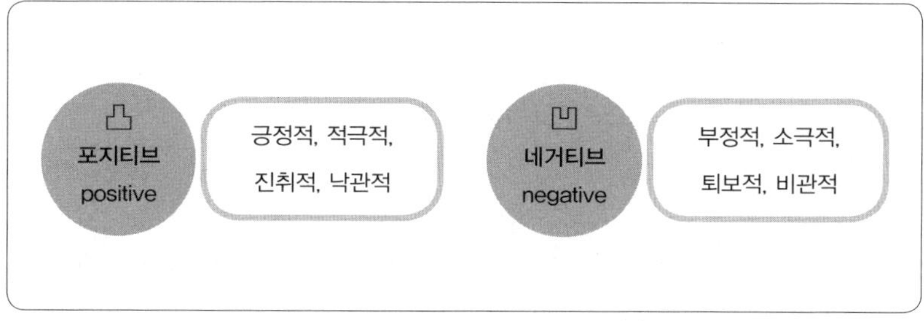

포지티브의 의미는 아주 다양하며, 일반적으로는 통일된 개념에 의해 정리되지 않았습니다. 〈그림 1-1〉은 일본에서 '포지티브'와 '네거티브negative'가 어떠한 의미로 사용되는가를 나타냈습니다. 이러한 영역에 대한 연구가 시작되었을 당시, 낙관성이라든가 행복과 같은 포지티브 관련 연구가 네거티브 관련 주제를 연구하는 사람들로부터 많은 비판을 받았습니다.

포지티브 관련 연구는 네거티브한 현상을 무시하는 엘리트(경영자)의 관점에 치우쳤고, 정의되지 않은 의미를 신중하게 검토했기 때문입니다.

그러나 지난 10년간 POS의 영역에서 실증적 연구가 계속 되고, 그런 연구를 위한 노력도 거듭되자, 포지티브한 연구는 다음과 같은 네 가지 영역으로 정리할 수 있게 되었습니다.[7]

① 독특한 시야, 또는 다른 관점을 갖는다.

② 뛰어난 긍정적 성과 또는 긍정적으로 일탈한 실적에 초점을 맞춘다.

③ 어려운 상황에 대처할 수 있는 성격을 기르기 위해 긍정적인
  일탈을 한다.
④ 덕德과 인간으로서의 지고한 상태를 검증한다.

포지티브 매니지먼트는 긍정심리학과 POS의 연구 성과를 활용하여 직원들에게 동기를 부여하고 성과를 이루도록 촉진함으로써 창조적이며 활기차게 그리고 서로를 존중하게 하지요. 그럼으로써 조직의 목표를 달성·유지하는 광범위한 방법입니다.

포지티브 매니지먼트는 대개 다음과 같은 점들 때문에 오해를 삽니다. 즉, '누구든 친절하게 대하는 것', '좋은 게 좋은 거다 라는 식으로 적당히 유연하게 넘어가는 것', '언제나 웃는 얼굴을 하는 것', '즐거운 축제 분위기를 조성하는 것', '기도하면 이루어진다고 생각하는 것', '긍정적인 생각' 등이 포지티브 매니지먼트라는 것이지요. 허나. 이러한 것들은 포지티브 매니지먼트가 아닙니다. 포지티브 매니지먼트는 관리자의 전문성과 높은 수준의 지식 및 노하우 그리고 자기통제를 요구합니다.[8]

(2) 포지티브 매니지먼트의 효과

긍정심리학이나 POS 연구는 보편성을 요구하며, 대개 실증적인 방법으로 이루어집니다. 여기에서는 포지티브 매니지먼트의 효과에

대한 최근 연구들을 소개하겠습니다.

① 왜 조직 내 분위기를 포지티브하게 만들어야 하는가?

'내가 하는 일의 가치를 느끼도록 해주는 커뮤니케이션 방법'을 연구할 때 병원에서 청소 업무를 담당하는 분들을 인터뷰했습니다. 그리고 다음과 같은 '포지티브한 커뮤니케이션'이 자신의 일이 가치 있다고 느끼게 한다는 답을 얻었지요. 즉, 눈을 맞추거나 활기차게 말하는 등 예의 바른 태도를 갖춘 대응으로 그 사람을 인정해주는 것, 조직 구성원으로서 대우해주는 것, 일에 관한 정보를 제공해줌으로써 일을 하기 쉽게 해주는 것, 일하는 모습을 봐주거나 노력을 인정해주는 것 등이 그 답이었습니다.[9]

활기차고 열의가 있으며, 지식이나 기능에 대한 노하우를 갈구하고, 일에서 성공하기까지 했던 사람에 대해 7년간 연구가 이루어졌다고 합니다. 그 결과 일에 대한 열의를 계속 이끌어내려면 다음과 같은 것들이 필요하다는 것이 밝혀졌지요.[10]

① 판단을 할 수 있도록 재량을 준다.

② 정보를 공유한다.

③ 무시하는 태도를 확실하게 제거한다.

④ 성과에 대한 피드백을 해준다.

⑤ 다양한 모습을 촉진한다.

또한 미시간 대학교 로스 경영대학원의 그레첸 스프리처 교수는 "포지티브하면서 예의 바른 분위기는 사람이 진취적인 에너지를 내뿜어 조직이나 활동에 공헌하도록 만든다. 그러나 무례한 분위기는 사람들에게 혐오감을 주어 에너지를 고갈시키며, 학습에 열의를 가지고 도전하려는 마음까지 죽인다"라고 주장했습니다.[10]

② 리더가 조직에 미치는 영향

리더도 직원들이 하고 있는 일의 의미를 만들어내는 데 커다란 역할을 합니다. 리더는 사명, 목적, 목표 그리고 조직이 가진 정체성의 의미를 각각의 일 및 활동과 연결시킵니다. 연구자가 특히 강조하는 것은 변혁적 리더십에 조직원들 간의 의미 깊은 관계에 따른 성과, 즉 보다 더 높은 집단의 목적과 사명, 비전을 달성하기 위하여 함께 일하는 사람들의 관심을 변화시키고, 이런 것들을 받아들일 새로운 구성원들을 육성하고, 지적인 자극이나 고무에 따라 조직이 요구하는 성과를 이루어내는 것입니다.[11]

85개 영업 팀을 대상으로 연구한 결과, 포지티브한 분위기의 리더는 팀의 영업 실적을 직접적으로 향상시켰을 뿐만 아니라, 팀원들이 진행하는 일에 현재적·잠재적으로 개입함으로써 간접적으로도 공헌했습니다.[12] 자기 관리 관련 그룹에 대한 실증적 연구에서는, 리더의 포지티브한 분위기가 네거티브한 분위기보다도 구성원에게 주는 영향이 크다는 것도 밝혀졌습니다. 아울러 포지티브한 분위기의 리더는 팀워크를 가지고서 공동 작업을 추진했습니다.[13]

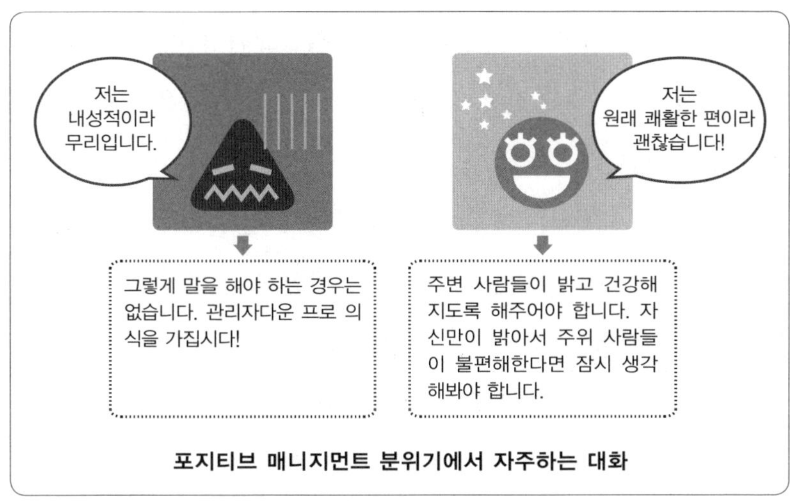

최근에는 의료 팀이나 의료 관련 조직에서도 리더의 행동이나 태도가 주목을 받고 있습니다. 〈세계보건기구(WHO) 환자 안전 커리큘럼 가이드〉의 다직종판多職種版에도 "포지티브한 분위기는 구성원들의 사기를 높여 팀 전체가 진취적이 되게 하는, 효과적인 팀 리더의 역할 중 하나이다"라는 내용이 추가되었습니다.[14]

③ 칭찬하기와 인정하기의 중요함

변혁형 리더(transformational leader)는 우수 병원(magnet hospital)으로 인정받기 위한 다섯 가지 요소 가운데 하나입니다. 변혁형 리더는 협동, 상담, 합의에 의한 인간관계 기법에 따라 구성원들에게 동기를 부여합니다. 변혁형 리더는 목적이나 가치관을 명확하게 표현하여 사람의 마음을 움직이고, 개개인 스스로 문제를 해결하게 함으로써 행동을 변화시켜 사람과 조직을 혁신합니다. 공을 세우면 상을 줌으로써 집단이 목적을 달성하게 하는 교환형 리더십과 달리, 변혁형 리더십은 불안정한 상황을 통제하면서 새로운 아이디어나 혁신을 추구합니다.[15]

간호사들 사이에서는 '서로에게 엄격하다', '간호사의 적은 간호사다', '고참 간호사들은 젊은 간호사들을 못살게 군다' 같은 부정적인 생각을 가진 사람도 있습니다. 그래서 B. 부시는 동료가 한 일을 적극적으로 칭찬하라고 했지요. 사실, 병원은 칭찬 받는 일이 정말로 적은 직장이라서 칭찬을 받은 동료들은 먼저 놀라기 마련입니다. 하지만 칭찬을 받다 보면 마음이 계속 따뜻해지는 기분이 들었다는 보고를 받았다고 합니다. 더구나 동료를 칭찬하는 쪽도 칭찬을 하면서 기분이 좋아졌다고 합니다.[16]

20개의 헬스케어 조직에서 근무했던 간호사인 C. 레프톤은, '내가 한 일이 의미가 있다'는 평가를 받음으로써 생기는 효과를 조사했습니다. 그 결과 다음과 같은 것들이 밝혀졌습니다.[17]

① 간호라는 일의 가치가 환자, 가족, 동료의 평가를 받음으로써 높아진다.
② 말로 평가하면 어떤 일이 무슨 영향을 주는지 즉시 알 수 있다.
③ 기념식 같은 행사에서 공식적인 평가를 받은 직원은 조직 문화라든가 자신의 강점을 내세워 일을 추진한다.

화나 노여움 같은 부정적 감정, 위협이나 공포 등은 듣는 사람의 주의를 환기시키거나 심각하게 생각하게끔 하는 데 도움이 될지언정, 이는 지속적이지 않을 뿐더러 우울함, 일에 대한 관심이나 노력 저하, 심지어 이직 같은 결과로 이어질 가능성이 큽니다.

④ 강점强點을 아는 것의 효과

자신의 강점을 알면 자신감이 더욱 높아져 보다 나은 삶을 살 수 있다고 합니다. 한 연구에서 피실험자 7,660명을 25년간 추적·조사했더니, 자신의 능력에 대해 강한 자신감을 가진 사람들은 25년 뒤 수입과 일에 대한 만족도가 높았으며, 그렇지 않은 사람들보다 평균 연봉이 1만 2,821달러나 높았습니다.[18] 즉, 자신의 강점을 알았기에 젊었을 때부터 자신감을 가질 수 있었던 사람은 전 생애에 걸쳐 성장한다는 누적우위성累積優位性이 생긴다는 겁니다. 그래서 그 연구자는 한 사람 한 사람이 누적우위성을 누릴 수 있도록 지원해주어야 한다고 주장했습니다.[19]

⑤ 덕성德性으로서의 예절

'건전한 직장 환경'이라는 개념에는 신체적·감정적 안전, 직원의 안정적인 정착과 높은 부수, 합리적인 업무량, 높은 사기와 직무에 대한 만족감, 건전한 직장을 이루기 위한 방침이나 무례한 사람에 대한 대응 등이 포함되어 있습니다.[20] 즉, 한정된 인적 자원을 효율적으로 활용하려면 직장에서의 예절이나 신뢰를 이루기 위한 관리자의 노력이 중요합니다.[21] 포지티브 연구의 개념에도 덕성이라든가 인간의 더할 수 없이 높은 상태에 대한 주목이 포함되어 있습니다. 특히 최근에는 조직을 관리하는 데 있어서 '예절의 중요성'이 주목을 받고 있습니다. 실제로 직원들의 무례한 행동을 개선하고, 신뢰를 높이려는 노력을 6개월간 진행했더니, 대조 대상 집단과 비교하여 실험 대상 집단에서는 지원이나 임파워먼트empowerment(권능감), 무례함, 관리에 대한 신뢰 등에서 의미 있는 상호작용이 나타났습니다.[22]

일본에는 예전부터 이해심, 존경, 자제, 협력, 책임, 성실, 지혜, 조화, 미덕이라는 예절을 중요하게 여겼지요. 앞으로는 의료 활동을 하면서 직종을 초월하여 협력해야 합니다. 아울러 직종 간은 물론 개인 간에도 매우 다양한 가치관이 나타나고 있습니다. 예절은 이렇듯 다른 사고방식을 가진 동료들이 서로 신뢰함으로써 성과를 올리는 데 있어 중요한 기반이라고 생각합니다.[23]

3. 포지티브 매니지먼트에 의한 조직 개발

'조직 개발'*은 사회학이나 행동과학의 지식을 활용하여 사람과 조직의 변화를 촉진시켜서 성과를 높이는 과정입니다.[24] '변화를 촉진한다'의 의미에는 변혁도 포함되는 바, '조직 개발' 또한 넓은 의미로는 조직의 변혁을 의미합니다.[25] 이러한 조직 개발에는 다음과 같은 두 가지 접근법이 있습니다. 이 두 가지 접근법을 비교하면서 포지티브 매니지먼트로 이어지는 조직 개발의 특징을 설명하고자 합니다(표 1-3).

① 착수하는 방법

지금까지 잘 알려진 문제 해결 방법은 부족함과 결함에 주목하는 것입니다. 우선 열쇠가 되는 문제를 명확하게 인식하고, 그 문제의 원인을 분석한 뒤 다른 것으로 대체하거나 보완하기 위한 해결책을 생각해내고, 고안된 해결책을 이용하여 문제를 실제로 해결하는 것이지요.

한편, 풍부함(abundance)과 강점에 초점을 맞춘 방법은 조직이나 사람이 가지고 있는 최고의 상태와 가능성에 주목한 것입니다. 즉, 조직이나 사람이 가지고 있는 이상적인 상태, 최고의 경험, 중요한

---

* 지금은 'organization development'의 development를 '개발'이라고 번역하는 것이 일반적이다. 하지만 원래는 자문이나 연수와 같은 외적인 자극을 받아 조직이 스스로 발전한다는 의미로 사용되었다.

	결함·문제	풍부함(abundance)
초점	• 문제 • 무엇이 부족한가? / 무엇이 결여되었는가?	• 지금 있는 것 • 최고의 상태 • 되고 싶은 모습 • 목표
방법	• 문제 해결 • 원인 분석 • 없는 것을 채움 • 대체 방안	• 깨달음에 의해 가치를 명료하게 함 • 중요한 것을 명백하게 밝힘 • 가치관을 공유하거나 파급시킴

가치관을 분명하게 밝히고, 최적의 성과를 내기 위한 가능성을 구체적이고 명백하게 함으로써 자기 것으로 만든 뒤, 목표하는 상태를 향하여 조직을 지속적으로 발전시켜나가는 것이지요.[26] 이에 대해서는, 제3장에서 자세히 설명하겠지만, 1986년에 미국의 데이비드 쿠퍼라이더 교수가 세계적으로 유명한 클리블랜드 클리닉의 심장혈관 팀을 대상으로 개발한 '긍정변화기법(Appreciative Inquiry, AI)'*이 대표적입니다.[27]

---

* 강점을 기반으로 한 긍정적인 탐구로 접근하는 방법이다. _옮긴이 주

현대 사회에서 조직이 안고 있는 문제는 다양하고 복잡한 요인들로 이루어졌습니다. 그래서 문제 하나하나의 원인을 정확히 밝혀 해결책을 제시하려는 것은 비현실적이라고 봅니다. 또한 무엇이 문제인지 밝혀냈더라도, '여러 문제들을 해결해야 한다!'는 데 따른 초조함이나 '문제들을 해결할 수 없을지도 모른다!'는 무기력감에 빠지면서 늘 부족한 것이나 결함에만 주목한 채 행동하는 조직이 될 가능성도 있습니다.

한편, 풍부함(abundance)을 강점으로 본다면, 지금 자신들의 조직이 가지고 있는 자원을 기반으로 삼아 목표로 하는 방향이나 중요한 가치관을 명백하게 할 수 있습니다. 그리하여 그러한 가치관을 조직 전체에 파급시켜 조직을 강화시킬 수 있습니다. 즉, 강점에 초점을 두면 지금까지 깨닫지 못했던 조직의 의의나 가치를 깨닫고, 그 조직의 일원으로서 자긍심을 가지고 노력할 수 있게 되는 거지요.

일반적으로 '문제'라는 표현에는 '어려운 문제(trouble)'라든가 '해결하기 어려운 문제(problem)'라는 의미가 담겨있습니다. 그렇다고 해서 문제를 해결하는 방법을 완전히 부정하는 것은 아닙니다. 즉, 해결을 위해 신속히 노력해야 하는 어려운 일이라든가 사고의 원인은 명백히 밝혀 올바르게 대처해야 합니다.

그러나 똑같은 어려운 일(상황)이나 오류가 반복된다면, 문제를 해결하는 방법만이 아니라 '우리 부서는 어떻게 해야 하는가? 무엇을 목표로 해야 하는가?'라는 과제(issue)를 놓고 직원 전원이 다 함께 무엇을 해야 할지 논의해야 합니다. 그리고 한 사람 한 사람이 그

논의에서 나온 해결책을 달성하기 위해 노력하는 과정에서 성과가 나타나고, 조직이 발전합니다. 제4장에서 소개하는 예방논리의 사례처럼, 포지티브 매니지먼트 과정에서는 수술실의 간호사들이 다 함께 노력해야 할 과제에 대해 논의함으로써 목표를 분명하게 정한 뒤 매진하고 있습니다.

조직 개발 기법은 해결하지 않으면 안 되는 문제나 과제에 따라 선택해야 합니다. 포지티브 매니지먼트는 조직의 강점이나 이상적인 모습을 탐구한 뒤, 중요한 가치관을 대화를 통해 조직 전체에 파급시킴으로써 시간이 지남에 따라 지속적으로 발전시키는 노력의 과정이기 때문입니다.

2000년부터 일본 의료계에도 목표를 정하고 관리하는 기법이 도입되있습니다. 그에 따라 간호관리자가 목표를 위힌 면집을 딤딩하고 있습니다. 허나, 목표를 평가하는 일에 시종일관 매진하느라 정신이 없는 것은 아닌가 싶기도 합니다.

간호대학에 교사로 처음 부임했을 당시 학생들의 실습을 지도할 때의 일이 생각납니다. 그때 세이로카 간호대학의 학과장을 역임하던 히가키 마사 선생이 필자에게 "실습은 어떻게 하고 있습니까?"라고 질문을 하셨지요. 임상 간호사를 하다가 이제 막 교사가 된 필자는 봇물 터지듯이 "학생은 이래서도 안 되고, 저렇게 해서도 안 됩니다. 그런 상태에서 어떻게 간호사가 될 수 있겠습니까"라는 이야기를 했다고 기억합니다. 그러자 히가키 선생은 이렇게 말하셨지요. "평가를 하는 것만이 교육이라고 할 수는 없지요. 교육이란 학생이 적재적소에 필요한 인재가 되게끔 육성하는 일입니다." 그렇듯 인자하게 타이르듯이 필자를 깨우쳐준 히가키 선생의 말씀이 관리자가 된 지금도 필자의 가슴에 남아있습니다.

간호관리자로서 직원과 면접을 할 때에는 목표를 평가하는 데에만 집중해서는 안 됩니다. 간호사가 자신이 지향하는 목표에 도달할 수 있도록 동기를 부여하거나 격려해줌으로써 성장하도록 지원해주어야 합니다. 목표 관리를 통하여 다 함께 일을 해나가고, 조직 전체를 위해 보다 나은 결과를 이끌어내려면 약점이나 문제만을 평가하는 일에만 매달리면 안 됩니다. 포지티브 매니지먼트의 관점에서 구성원들이 자신의 강점을 찾아내어 미래를 그리거나 함께 노력하도록 지원하는[28] 것이 관리자의 역할입니다.

4. 액션리서치 그리고 조직 개발

액션리서치action-research(실행연구)는 '실천하고 분석한 뒤 하나로 통합하여 끊임없이 발전시켜나간다는 연속성 중에서 전문성이 높은 경험을 탐구하는 기법'이라고 합니다.[29] 이는 보편성을 갖춘 설명을 구하기 위한 엄밀한 정의나 헤아림, 그리고 주의 깊게 정의된 변수들 간의 관계 분석에 기초한 실증적·과학적 연구와는 달리 사회구성주의*에 기반을 두고 있습니다. 실제로 액션리서치는 참가하는 사람들이 한 것 등 모든 관련 질문이나 과제에서 시작됩니다.[30] 이른바 연구자아 당사자에 이한 개선과 개혁을 지향하는 협동저 실천이지요.[31]

조직의 이상적인 모습을 그린 뒤 구성원들과 공유함으로써 그 조직을 내부에서부터 스스로 변화시킨다는 조직 개발의 목표와 액션리서치 기법은 많이 비슷합니다. 허나, 액션리서치 기법은 긍정심리학과 POS에서 이루어지는 엄밀한 실증적 연구와는 달리 '같은 성과가 다시 나타난다'고 보증할 수 없습니다. 그러나 액션리서치로 확보한 성과를 참고하면 각각의 조직에 필요한 포지티브 매니지먼트 기법을 도입할 수 있고, 그러면 조직 개발을 할 수 있습니다. 사실,

---

* 실제로 일어나는 현상과 의미는 언어로 이루어진다고 생각하고서 이야기(대화), 공동 연구, 액션리서치 같은 대표적인 스타일로 연구하는 학파이다.

문제에 대해 매뉴얼 같은 시책을 쓰거나, 다른 병원에서의 성공 사례를 그대로 벤치마킹한다면 직원들은 '나는 남이 시켜서 할 뿐이다' 같은 생각에 빠지게 되지요. 그렇기 때문에 생명론적 세계관에 기초하여 모두가 액션을 떠올리며 스스로 노력하는 것이 바람직하다고 합니다.[32]

중요한 것은 포지티브 심리학이나 POS에서 실제로 증명된 성과를 활용하여 포지티브 매니지먼트를 하면서 액션리서치 기법을 활용하는 것입니다. 이는 연구자(관리자)뿐만 아니라 모든 사람들이 참가자가 되어 조직이 목표로 삼는 방향으로 나아가는 것을 의미하는 것이지요. 이러한 과정을 일지에 기록하는 등 데이터화해야 합니다. 이렇게 하면 처음에는 참가를 주저하던 사람들도 6개월 후에는 스스로 팀을 이끌어나가기도 하고, 다른 직원들이 이런 활동에 참가하는 이유를 모르겠다며 고개를 갸웃하던 직원들마저 1년 뒤에는 이 프로젝트에 열의를 갖고 있음을 확인하게 됩니다. 또한 데이터화된 기록을 분석하면 조직에서 일어나고 있는 변화를 다른 직원들에게도 분명하게 보여줄 수 있지요. 물론 그 변화에 따라 참가자들의 공감도가 더욱 높아지면서 조직이 프로젝트를 완수하는 추진력이 생겨납니다.

이렇게 액션리서치에서는, 관찰하는 쪽과 관찰을 받는 쪽이라는 실증적 연구에서와는 달리, 자신(연구자)의 감정이나 행동도 데이터가 될 수 있습니다. 이러한 노력으로 확보되는 것은 조직의 발전이며, 이는 관리자의 성장에도 도움이 되지요

5. 포지티브 매니지먼트로 활기찬 팀 만들기

지금까지 설명했듯이 사물을 보는 관점을 바꿈으로써, 즉 결함이나 문제에만 주목하지 말고 지금 가지고 있는 풍부함이나 강점에 초점을 맞추면 팀원들의 진취적인 기분이 고양됩니다. 그러면 팀원들은 그 팀의 일원이라는 자부심을 가질 수 있고, 조직에 대한 일체감을 더욱 강하게 느끼거나 조직과의 관계를 강화하게 되지요. 그러한 요소들은 곧 성과로 이어집니다(그림 1-2).

이 책 제4장에서는 포지티브 매니지먼트의 실제에 대해 프로젝트를 담당한 책임자들이 여섯 가지 사례를 들어 자세히 설명하고 있습니다. 여기에서는 D. 울리히가 정리한 풍부함의 관점에서 각각의 사례를 관련지어 설명하겠습니다(표 1-4).

〈표 1-4〉의 모든 사례는 강점에 초점을 두어 노력하는 경우입니다. 그중 '사례 3'에서는 '조직의 목적'과 '개인의 동기'를 동시에 중요한 목표로 내걸었더니 초과 근무를 하는 경우가 줄었을 뿐만 아니라 우발적 사고마저 감소하는 성과를 보였습니다. '사례 5'에서는 '환자의 퇴원을 지원한다'는 새로운 일에 대한 도전을 '보석을 발견했다'고 표현했으며, 각각의 병동에서 강점에 주목하는 기법을 활용해 관계가 좋은 팀을 만들었습니다. '사례 6'에서는 지역에서 협의회를 구성해 신입 직원들을 교육하는 일에 열중했습니다. 또한 단체를 상징

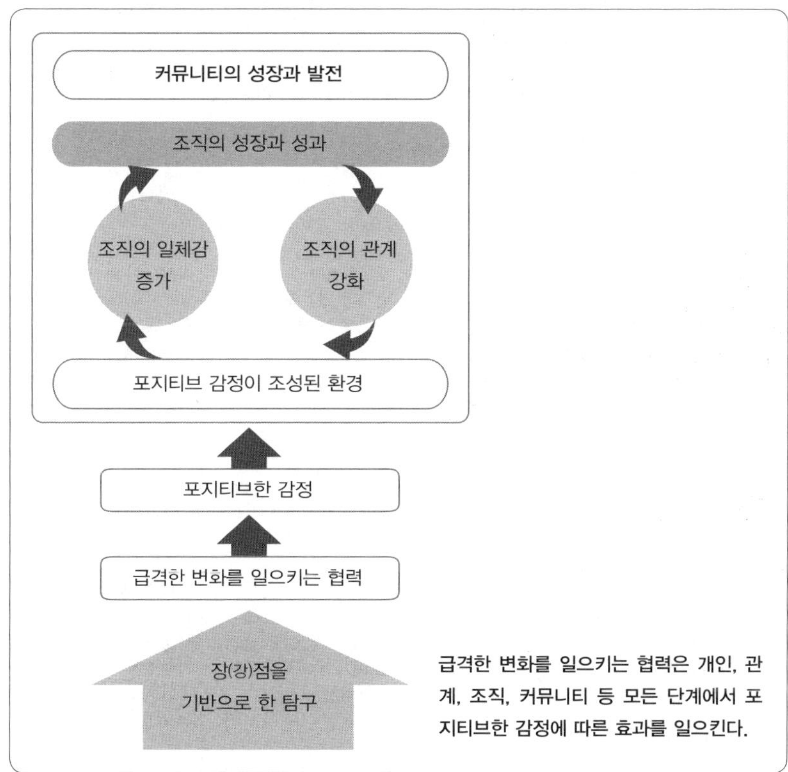

Vacharkulksemsuk T., Sekerka L. E., Fredrikson B. L.: 〈Establishing a positive emotional climate to create 21st-century organizational change. In: Askansy N. M., Wilderom CPM, Peterson M. F., eds, The Handbook of Organizational Culture and Climate, 2nd ed〉, SAGE Publications, 2011, p.105에서 번역·인용

하는 마크를 만든 뒤, 그 마크를 부착한 티셔츠를 입는 등 포지티브한 작업 문화를 창조하는 식으로 서로에 대한 연계를 직접 느낄 수 있도록 연구를 진행했지요. '사례 4'에서는 감사카드를 쓰도록 함으로써 자신이 하는 일의 의미를 깨닫게 하고, 간호조무사들이 팀에 공헌하고 있다는 점을 눈에 띄게 하는 등 일하는 사람의 행복에 초

표 1-4. 풍부함(abundance)에 관한 정리와 사례

도전 현상으로의 위기적 상황	대응 위기적 상황에서 열쇠가 되어주는 대응	풍부함(abundance)의 원칙	제4장의 사례
정신건강과 행복이 쇠퇴함 우울, 불안, 중독 상태의 증가에 따라 복지와 관련된 지출이 증가하고 생산성이 저하됨	**포지티브 심리학에 기초한 대응 노력** 문제가 아니라 '올바른 것'에 초점을 두고, 강점을 명백히 함으로써 특징을 만듦	강점(조직의 특성)을 기반으로 다른 것을 강화함	모든 사례에 공통됨
환경적(사회, 기술, 경제, 정책, 환경, 인구) **요구가 증가됨** 천연자원의 감소와 대형 병원에 대한 신뢰감 저하	**사회적 책임/조직의 목적/개인의 동기** 조직의 목적과 개인의 목적은 사회적 책임에 포함됨	사회적 · 경제적 책임을 유지하는 것을 조직의 목적으로 하고, 조직의 목적과 개인의 동기를 같은 열에 둠	**사례 3** 목표에 조직의 관점과 직원들의 관점(그곳에서 일하는 사람들의 행복)을 같은 열에 둠
일이 더욱 복잡해짐 기술, 국제화, 인구(고령화 및 출산율 감소 같은)는 일하는 환경을 보다 더 복잡하게 만듦	**높은 성과를 올리는 팀** 높은 성과를 올리는 팀의 특성을 이해함	관계가 좋아서 높은 성과를 올리는 팀을 만듦	**사례 3, 5, 6** 지역이나 조직, 부서에서 연대할 수 있는 팀을 만듦
고립의 증가 사회적으로 고립되어 살아가는 사람이 늘어남 – 이웃과의 관계 및 사회 집단의 쇠퇴	**포지티브한 업무 환경** 이야기, 양식, 방침에 따라 포지티브하게 일하는 문화를 창조함	조직을 통해 단단히 이어져서 포지티브하게 일하는 문화를 창조함	**사례 4, 6** 중요한 가치를 나타내는 감사카드, 연대감을 나타내는 단체 맞춤 T셔츠, 성과를 알리는 뉴스레터를 조직 전체에 보급함
식원늘의 헌신, 공헌, 의무감이 줄어듦 직원들 중 대부분이 회사를 신뢰하지 않으면서 조직에 대한 만족도나 성과가 낮아짐	**직원들의 참가** 직원이 일에 참여하도록 프로세스를 창조함	직원들의 능력을 개발하고 헌신, 공헌, 의무감을 형식화함	**사례 4** 간호조무사의 능력을 개발하면서 감사카드를 보내 공헌을 형식화함
사용하고 버린다는 것과 변화 사람에 대한 장기간의 헌신, 공헌, 의무감이 결여되고, 학습 대신 이탈을 선택하게 됨	**성장, 학습, 회복력** 한걸음 떨어진 채 객관적으로 봄으로써 다시 일어설 수 있도록 학습 문화를 창조함	변화에 직면하면 성장과 학습, 그리고 탄력성, 회복력, 유연성의 원칙을 사람과 조직이 유지하게 함	**사례 3** 효과나 효율성만을 요구하지 말고, 직원들의 행복에 주목함. 그럼으로써 초과 근무 시간이 줄어들고, 결과적으로 자주적인 학습 모임을 할 수 있는 기회가 늘어남
적의와 대립 경쟁을 한다는 패러다임에서 벗어나 서로에게 호의적으로 행동하게 됨	**정성스러운 행동** '다르다'는 사실을 가치 있게 보게끔 하거나 경의를 표하게 함	무엇을 어떻게 도우면 개인이 행복해하거나 자신이 보호를 받고 있다고 여기는지, 그의 삶을 자극할 수 있는지, 그 다름과 차이에 경의를 표현함	**사례 1과 사례 2** BSC(균형성과기록표)나 목표 관리 제도를 도입하여 부서나 개인 간의 경쟁심을 부추기기보다, 서로 이해할 수 있는 연수 모임이나 포트폴리오를 도입하여 서로를 지원하는 시스템을 만듦

Ulrich D., Ulrich W., : 〈The Why of Work: How Great Leaders Build Abundant Organizations That Win, The McGraw-Hill, 2010〉의 35~36페이지를 인용하면서 일부 수정

점을 두었습니다. 이렇게 함으로써 초과 근무를 하는 경우가 줄어들고 학습하는 문화가 조직 안에서 만들어졌지요. 마지막으로 '사례 1'과 '사례 2'는 균형성과기록표(Balanced Scorecard, BSC)나 목표 관리 제도를 도입함으로써 경쟁의 패러다임에서 서로를 지지하는 관계를 강화시킨 경우입니다. 간호관리자인 여러분에게 이러한 사례가 어떤 식으로든 도움이 되리라 확신합니다.

2010년, 필자는 포지티브 매니지먼트에 매진했던 간호관리자 다섯 명을 인터뷰했습니다. 그분들은 다음과 같은 말을 했지요. "지금까지는 바빠서, 그리고 바쁘다는 것을 남들에게 보여주려는 마음에 눈도 마주치지 않으려고 했습니다. 허나 지금은 심리적으로 가깝게 느끼고 있습니다", "이야기할 기회가 많아지다 보니 복도에서도 대화하곤 하지요", "말을 먼저 걸어와 계속 관심이 가요", 또한 "스텝 한 사람 한 사람에게 맞는 지원을 하고 있다는 마음이 성과로 이어졌습니다", "직장 분위기가 밝아졌어요", "업무 순환이 잘 됩니다" 같은 소감들을 털어놓았지요.

포지티브 매니지먼트에서 가장 중요한 것은 상대를 존중하는 것입니다. 〈표 1-5〉는 RESPECTFUL(경의)라는 영어 머리글자로 표현한 매니지먼트 스타일입니다. 공감이라든가 '무엇이 필요한가'를 파악하는 것은 당연하며, 상대를 배려하고, 유머러스하게 대하는 것은 보다 진취적인 분위기를 만들어내지요.

버지니아 대학교에서는 의학 교육 인증 평가 신청을 계기로 조직의 환경을 개선하기 위해 노력했습니다. 노력의 과정은 기존의 문

표 1-5. R-E-S-P-E-C-T-F-U-L (경의)
경의를 품은 매니지먼트 스타일은 당신에게서 시작된다.

Reality 현실	'부하가 없으면 매니저도 필요 없다'고 가끔 생각해야 한다. 이러한 현실을 항상 떠올리면 진취적인 태도를 유지할 수 있다.
Empath 공감	고객의 눈으로 상황을 본다.
Self—Esteem 자존감	'자기 자신으로 계속 있을 수 있다'는 것이 자존감을 높여준다. 시간적 여유를 가지고서 각 고객들을 이해함으로써 당신이 고객을 소중하게 여기고 있음을 나타낼 수 있다.
Possibilities 가능성	좋지 않은 상황에서도 고객이 다른 선택 사항을 발견할 수 있도록 지원한다. 고객이 할 수 없는 것에 주목하기보다 할 수 있는 것을 강조한다. 고객이 자기 자신의 장점이나 강점을 인식할 수 있도록 돕는다.
Empowerment 권한이나 기능을 부여함	고객은 정보를 얻음으로써 힘을 가질 수 있다. 고객은 정보를 확보하면 적극적인 파트너가 된다. 프로세스에 참여한 고객은 결과에 따라 만족하는 경향이 있다.
Customizing 상대에 맞춘 대응	고객은 각각 독자적인 필요에 따라 당신에게 다가온다. 각각의 상대에 맞추 해결채을 제공하면 고객의 만족감이 높아진다.
Touch 무엇이 필요한지 파악함	만족할 수 있는 서비스를 고객에게 제공할 수 있는가는 당신이 고객의 욕구를 얼마나 적확하게 파악할 수 있는가에 달렸다. 오늘 고객을 만족시킨 기법이 내일도 고객을 만족시킬 수 있다고 할 수 없다. 항상 시간이 흐르면서 변화하는 고객의 욕구를 제대로 파악하도록 노력한다.
Fun 유머	유머의 센스는 상대의 분노를 누그러트리고, 스트레스를 완화시키며, 심심풀이가 되고, 보다 더 진취적인 분위기를 만든다. 전문직 종사자인 당신이 상대를 배려한 유머를 이용할 수 있다면, 고객은 한층 강한 만족감을 얻을 수 있다.
Unexpected 기대를 넘어섬	고객이 기대하는 것 이상의 서비스를 제공한다. 고객의 욕구를 먼저 다룬다.
Legend 입소문	고객은 병원에서의 경험을 다른 사람에게 이야기하고 싶어한다. 병원의 서비스에 만족한 고객은 호의적인 내용을 다른 사람에게 이야기한다. 그러니 당신 병원의 고객 대응 시스템이 뛰어나다는 입소문이 주변에 퍼진다.

Pugh B. J., Woodward—Smith M. 저, 이베 도시코 번역, 《간호사 매니저가 간호사와 보다 나은 관계를 만드는 실천 가이드 제2판》, 일본간호협회 출판사, 2000. 84-85페이지에서

* 환자 및 간호사는 물론 관련된 모든 실습생도 전부 고객에 포함한다.

제 해결 방식을 포기하고 AI를 도입함으로써 시작되었습니다. AI 프로세스는 메디컬 센터의 최고 경영책임자인 CEO, 의학부장, 간호학부장, 그리고 실천 부문의 CEO 네 명이 사람들의 긍정적인 감정에 강력하게 호소함으로써 진행되었지요. 그리고 이러한 사고방식을 의사와 간호사, 직원 들도 함께 공유하면서 AI 센터를 창설하기에 이르렀습니다. 현재는 '건전한 조직 만들기'라는 목표에 따라 포지티브한 분위기를 만들기 위해 노력하고 있습니다. 예를 들면 "출근할 때보다 행복해져서 퇴근한다", "무조건 친절하자", "의미 있는 일을 하자", "일을 할 때는 직책을 따지지 않는다", "유머러스하게", "낙관적인 분위기를 조성한다"는 마음가짐에 따라 직원들에게 자기 탐색과 성찰을 권하고 있지요.[33]

표 1-6. 포지티브 매니지먼트

기존의 매니지먼트	포지티브 매니지먼트
문제해결형	중요한 것은 무엇인가?
비판적	가치긍정적 · 인정
톱다운(top-down, 상의하달형)	보텀업(Bottom-up, 하의상달형)
지도하다	서로에게서 배우다
견쟁이식	동료의식 · 연대감
고독 · 고립	정情 · 유대
답습하다	창조하다
보수는 돈이다	보수는 ○○다
일이 힘들다고 느낀다	일이 즐겁다
for you(당신을 위하여)	with you(당신과 더불어)

인구가 줄어드는 상황과 출산율 감소는 앞으로 더욱 심각해질 것입니다. 이런 상황에서 간호관리자들이 우수한 인재들을 이끌려면 '보람을 가지고서 계속 일할 수 있는 직장'을 창조해야 합니다. 〈표 1-6〉에 나온 것처럼 중요한 일이 무엇인지, 긍정적으로 서로 인정해주고 배우는, 동료 의식이나 연대감을 가지고서 협력하며, 창조적으로 계속 도전하는 포지티브 매니지먼트가 최근 요구되고 있습니다. 이러한 노력에 따른 보상은 결코 돈만이 아니지요. 즐거움과 보람도 바로 보상이라고 할 수 있습니다. 그렇습니다. 일은 즐기면서 하는 것이지요.

참고 문헌

1) 알랭 지음, 가미야 미키오 옮김, 《행복론》, 이와미서점, 1998, p.314

2) 다니엘 골먼 지음, 츠치야 교코 옮김, 《SQ 지능지수 - 진정한 '두뇌가 좋다'라는 것은 무엇인가?》, 일본경제신문사, 2007, pp.373-374

3) 다사카 히로시 지음, 《우선, 세계관을 바꾸자! - 복잡한 매니지먼트》, 에이지출판, 2010, pp.67

4) Watson J., Nursing on the caring edgge ; Metaphorical vignettes. Advanced Nursing Science 10(1), 10-18, 1987

5) 레이섬 G. 지음, 가나이 도시히로 감수, 요다 다쿠미 옮김, 《워크 모티베이션》, NTT출판, 2009, pp.321-345

6) Lopez S. J., Gallagher M. : A case for positive psychology. In : Lopez SJ, Snyder CR, eds, Oxford Handbook of Positive Psychology, Oxford University Press, 2009, p.3

7) Cameron K. S., Spreitzer G. M. : Introduction-What is positive about positive organizational scholarship? In : Cameron Ks, Spreitzer Gm, eds. The Oxford Handbook of Positive Organizational Scholarship, Oxford University Press, 2012, pp.1-14

8) Walters J. H. : Positive Management Increasing Employee Productivity. Business Expert Press, NY, 2010, p.4

9) Dutton J. E., Debebe G., Wrzesniewski A. : Being valued and devalued at work : A social valuing perspective. Qualitative Organizational Research : Best Papers from the Davis Conference on Qualitative Research, vol. 3, Information Age Publishing, 2014

10) Spreitzer G., Porath C. L., Gibson Porath C. B. : Toward Human Sustainability : How to enable more to thriving at work. Organizational Dynamics 41(41) : 155-162, 2012

11) Rosso B. D., Dekas K. H., Wrzesniewski A. : On the meaning of work : A theoretical integration and review. Res Organ Behav 30 : 91-127, 2010

12) Chi N. W., Chung Y. Y., et al : How do happy leaders enhance team success? The mediating roles of transformational leadership, Group affective tone, and team processes. J Appl socpsychol 41(6) : 1421-1454, 2011

13) Sy T., Côté S., Saavedra R. : The contagious leader : impact of the leader's mood on the mood of group members, Group affective tone, and group processes. J Appl Psychol 90(2) : 295-305, 2005

14) World Health Organization : WHO Patient Safety Curriculum Guide : Multi-professional Edition 2011 http://apps.who.int/iris/bitstream/10665/44641/3/9789241501958_jpn.pdf

15) Wieck K., Evans M. : Developing the role of leader. In : Patricia S. Yoda-Wise, ed. Leading and Managing in Nursing. 3rd ed, Mosby, 2003, pp.19-34

16) 브레시 B., 고든 S. 지음, 하야노 마사코 옮김, 《침묵에서 발언으로- 간호사가 알고 있는 것, 대중에게 전해야 하는 것》, 일본간호협회 출판, 2002, p.27

17) Lefton C. : Strengthening the Workforce Through Meaningful Recognition. Nurs Ecom 30(6) : 331-339, 2012

18) Judge T. A., Hurst C. : How the rich(and happy) get richer(and happier) : relationship of core self-evaluations to trajectories in attaining work success. J Appl Psychol 93(4) : 849-63, 2008

19) 라스 T., 콘티 B. 지음, 다구치 도시키, 가토 마리코 옮김, 《이제 리더의 재능에 주목하라 - 스트랭스 리더십》, 일본경제신문사, 2013, p.24

20) Clark C. : Building civility capacity in nursing-Removing incivility from nursing practice requires improving communication skills at all levels. Advance healthcare NETWORK FOR NURSES, 2013

21) 포라스 C., 피어슨 C. 지음, 츠지 요시코 옮김, 《무례는 손해 - 경의 없음은 사원과 고객의 상실로 이어진다》, 다이아몬드 하버드 비즈니스 리뷰, 2013, pp.80-93

22) Spence Laschinger H. K., Leiter M. P., Day A., et al : Building empowering work environments that foster civility and organizational trust : testing an intervention. Nurs Res 61(5) : 316-325, 2012

23) 오오모리 히토미 : 맺음말. 포르니 P. M. 지음, 오오모리 히토미 감수, 우에하라 유미코 옮김, 《예절 '재'입문 - 배려와 품위를 나타내는 불변의 원칙》, 디스커버 투웬티원, 2012, pp.216-222

24) Anderson D. L. : Orgnization Development. The process of leading organizational change. 2nd ed, SAGE, 2012, p.3

25) 헤인버그 L. 지음, 가와구치 다이스케 옮김, 《조직을 개발하기 위하여 기본 조직을 변혁하는 기본적 이론과 실천 방법의 체계적인 가이드》, 휴먼밸류, 2012, p.x

26) Linley A. P., Harrington S., Garcea N. : Finding the positive in the world of work. In : Linley A. P., Harrington S., Garcea N., eds, The Oxford Hnadbook of Positive Psychology and Work : Oxford University Press, 2013, pp.3-9

27) Cooperrider D. L. : Appreciative Inquiry-Toward a Methodology for Understanding and Enhancing Organizational Innovation. Doctoral dissertation, Case Western Reserve University, 1986, retrived from Dissertation Abstracts International

28) 휘트니 D., 트로스텐-블룸 A., 레이더 K. 지음, 이치세 히로키 옮김, 《왜 저 리더의 직장 분위기는 밝은가? - 포지티브 파워를 이끌어내는 다섯 가지 사고법》, 일본경제신문사, 2013, pp.288-290

29) Winter R. L. Some principles and procedures for the conduct of Action Research. In Zuber-Skerrit O., ed, New Directions in Action Research, Routledge, 1996, p.14

30) E. T. 스트링거 지음, 메구미 데루미, 이소베 다쿠조 옮김, 《액션리서치》, 피리아, 2007, p.22

31) 〈스기만 도시오 : 질적 방법의 첨예화와 · 액션 및 리서치〉, Japanese Psychological Review 49(3):551-561, 2006

32) 헤인버그 L. 지음, 가와구치 다이스케 옮김, 《조직을 개발하기 위한 기본 조직을 변혁하는 기본적 이론과 실천 방법의 체계적인 가이드》, 휴먼 밸류, 2012, pp.205-210

33) May N., Becker D., et al : Appreciative Inquiry in Healthcare-positive questions to bring out the best Crown Custom Publishing, 2011, pp.105-111

제 2 장

스스로 생각하고, 행동하고, 서로 돕는 문화를 만들기 위하여

포지티브 매니지먼트의 이론과 프로세스

제1장에서는 "앞으로 조직에는 과제 해결보다
목표 달성과 이념 공유를 위한 매니지먼트가 요구된다"고 했습니다.
그러면 조직 내에서 '포지티브한 감정'이란 구체적으로
어떤 것일까요? 그리고 구성원이 목표를 달성하고 이념을 공유하는
프로세스는 무엇이고, 그 과정에서 구성원에게는 어떠한 변화가
나타날까요? 이 장에서는 포지티브 매니지먼트는 조직 구성원에게
무슨 제안을 하고, 무엇을 이루려고 하는지를 자세하게 검토하겠습니다.
그리고 계획과 실천의 구체적인 단계를 설명하겠으며,
마지막으로 조직의 '포지티브 정도^{程度}'를 측정함으로써
간호관리자인 여러분들이 참고할 수 있는
지표를 소개하겠습니다.

1. 감정과 학습 그리고 조직 행동
포지티브 매니지먼트가 목표로 하는 것

우선 포지티브 매니지먼트의 대전제인 '포지티브positive'란 무엇인지, 그리고 경영 자원으로서의 '포지티브 감정'이란 구체적으로 무엇을 가리키는지 알아보겠습니다.

(1) 경영 자원으로서의 포지티브 감정

포지티브라는 단어는 원래 라틴어인 Poser(두다)의 과거분사인 posit(두어진)에서 탄생한 형용사입니다. 처음에는 '확실하게 그곳에 두어진 상태로 놔두다'라는 의미의 '문명화된'이라든가 '의문의 여지가 없는' 같은 의미로 사용되었습니다. 하지만 거기에서부터 '자신에 찬', '적극적인', '긍정적인', '실제적인' 같은 의미가 탄생했지요. 결국 (예방 접종의 양성 반응처럼) "(눈에 보이지 않는 무엇인가가) 거기에 존재하고 있음을 확실하게 나타낸다"라든가 "(상황이) 바람직한 방향으로 나아간다" 같은 의미로도 사용하게 되었습니다.

포지티브 심리학의 연구자인 바버라 프레드릭슨[1]은 포지티브 감정의 예로 기쁨(joy), 감사(gratitude), 평온(serenity), 흥미(interest), 희망(hope), 자긍심(pride), 유쾌함(amusement), 고무적인(inspiration), 경외심(awe), 사랑(love)과 같은 감정을 열거했습니다. 프레드릭슨은 이러한 '포지티브한 감정'이 "정말로 변화하기 쉽고, 미묘하지만", 이를 계기로 의식의 범위가 확장되고, 무언가를 인식하는 틀이 넓어져 행동을 활발히 하게 됨으로써 신체적 · 지적 · 심리적 · 사회적 자원을 만들어가게 된다고 합니다. 즉, 이것을 '포지티브 감정의 확장-형성이론'이라고 합니다(그림 2-1).

포지티브 감정이 행동에 미치는 영향은 크게 세 가지입니다. 우선 포지티브 감정은 현재의 상황은 물론 장래에 대해서도 의심 대신 확신을 갖게 합니다. 아울러 개인적으로는 주의력과 인식, 행동의 폭을 넓힙니다. 그리고 다른 사람과의 관계에서도 인식과 행동을 확장하는 역할을 하며, 자신과 상관이 있는 집단 전체에 이익이 되는 사회적 자원을 완성시킵니다. 따라서 각 개인의 포지티브한 감정에 대해 조직의 입장에서 생각한다면, 이것을 단순하게 개인의 내면적인 생리적 · 반사적 반응이라고 판단하기보다, 개인 · 관계 · 조직이라는 세 가지 기준에 따라 판단하는 것이 좋습니다.

다음으로 네거티브negative한 감정에 대하여 생각해보겠습니다. 바버라 프레드릭슨은 "네거티브한 감정은 특정한 행동을 촉진시킴으로써 판단의 폭을 좁힌다"고 합니다. 도망가야겠다는 본능을 일깨우는 공포심, 공격 본능에서 나오는 분노, 기피 행동으로 이어지는 증오 같은 감정은 사람으로 하여금 특정한 본능적 행동을 하도록 몰아붙이지요. 그래서 주의의 범위나 인식의 폭, 행동의 가능성을 좁힙니다.

그림 2-1. 포지티브 감정의 확장-형성이론

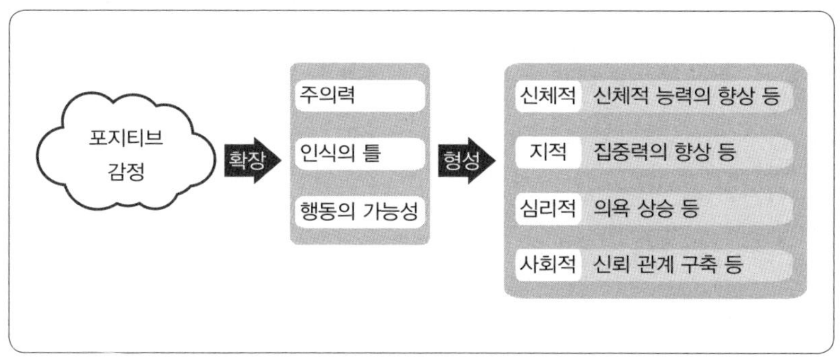

지금까지의 내용을 정리해보면, 네거티브 감정은 조직 전체의 행동을 고정시키고, 새로운 행동을 억누르지요. 반면에 포지티브 감정은 개인의 행동의 폭을 넓히는 데 더해, 사람과 사람의 관계를 통하여 많은 사람이 행동할 가능성을 높이고, 나아가서는 조직 전체의 인식이나 행동을 확장합니다. 결국, '조직 전체의 행동에 미치는 영향'이라는 관점에서 포지티브한 감정을 파악하면 구성원의 포지티브한 조직 감정이 귀중한 경영 자원이고, 이러한 경영 자원을 얼마나 잘 관리하는지가 관리자에게는 큰 과제임을 이해할 수 있습니다.

(2) 환경 변화와 자기소직화 능력

극심한 환경 변화에 유연하게 대응하려면 포지티브한 조직 감정을 기름으로써 개인·구성원 간 관계의 단계, 그리고 조직 전체의 단계에서 인식과 행동의 폭을 넓혀야 합니다. 그러나 20세기 이후에 등장한 관리에 관한 수많은 사고방식들 중 그러한 관점에서 조직 행동을 파악하는 사고방식은 정말 없었습니다.

① '완벽한 조직'이라는 이상

지금까지 매니지먼트의 이상은 '완벽한 조직'이었습니다. 즉, 구성원 한 사람 한 사람이 주어진 역할을 틀림없이, 정확하게, 효율적으로 수행하면 조직 전체가 긍정적으로 움직인다고 믿었던 것이지요. 그래서 19세기 이후 근대적인 조직의 첫 번째 과제는 '사람에 의한 흩어짐'을 없애 정확하고 안정된 기능을 실현하는 것이었습니다. 따라서 조직 구성원들에게 무엇보다 먼저 요구된 것은, 늘 변하지 않는 명확하고 정확한 행동을 '하는' 것이었습니다. 그러니까 바버라 프레드릭슨이 밀했듯이 '변화하기 쉽고 미묘한' 기분을 '느끼는' 것은 정확하고 효율적인 행동을 못하도록 방해할 수 있는 요인이라는 것이었지요.

그러나 제1장에서 설명했듯이, 현대의 조직은 격동하는 환경에서 다양한 관계자들과의 복잡한 상관관계를 통해 유지 · 발전하는 것을 모색하기에 이르렀지요. 즉, 이러한 상황에서는 지금까지 이상적이라고 여겨진 '완벽한 기계'로서의 조직의 안정성이라든가 정확함은 오히려 경직성이나 폐쇄성을 자아내는 요인으로도 작용하는 것입니다.

② 생명체로서의 조직

그래서 조직이 가져야 할 이상적인 모습으로서 '자기조직화 능력을 가진 생명체'라는 은유를 활용했습니다. 사실, 생물의 각 세포의 DNA는 완전히 같지만, 자신이 전체의 어디에 위치하는가에 따라 세포 분열을 하면서 뼈나 근육, 혈액과 신경이라는 다양한 모습으로 변신합니다. 이렇듯 자기조직화 능력은 보다 더 큰 전체와의 관계성 속에서 조직 구성원이 유연하게 생각하는 방법이나 행동을 변화시 켜 새로운 질서를 스스로 만들어내는 힘이지요(그림 2-2).

MIT의 교수인 피터 센게는 이러한 능력을 가진 조직을 '학습하는 조직'이라고 불렀습니다.[2] 학습하는 조직을 완성하는 데 있어 가장 중요한 것은 "독립적이고 누구와도 관련이 없는 힘이 세계를 만들었 다는 생각"을 버리고, 구성원 한 사람 한 사람이 "보다 큰 전체와 이 어져있다는 느낌"을 갖는 것입니다. 아울러 "진심으로 원하는 결과를 만들어내는 능력을 확대시키면서" 새로운 발전적인 사고 패턴을 키우

그림 2-2. 두 개의 조직 : '완벽한 기계'와 '생명체'

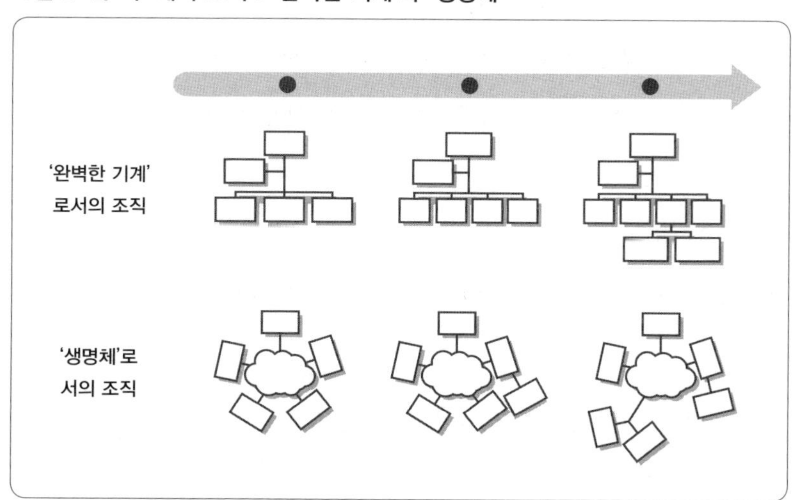

기 위해 구성원이 계속 공부하는 조직이 '학습하는 조직'인 것이지요.

자기조직화 능력이 높은 조직 구성원들은 각자 '노력하면서' 조직의 이상적인 모습을 그립니다. 그럼으로써 조직 내외의 구성원들과 조화롭게 협력할 수 있는 가능성을 모색하지요. 그리고 시행착오를 반복하면서 관계자 전원이 마음으로 이해할 수 있는 사고방식이나 행동을 찾아내어 완성합니다.

그러면 조직이나 부문, 입장과 역할을 너머 누구라도 이해할 수 있는 사고방식이나 행동의 패턴을 발견하려면 무엇이 필요할까요? 그것은 대립과 갈등 같은 일시적인 혼란을 이겨내고, 조직 구성원들이 이상적인 상태를 공유하면서 협력 작업을 통해 새로운 질서를 실현하기 위한 행동이나 팀워크를 만드는 능력입니다.

결론을 말하자면, 네거티브한 조직 감정을 부드럽게 만듦으로써 포지티브한 감정을 촉진해 새로운 조직 행동을 만드는 포지티브 매니지먼트는, 구성원 한 사람 한 사람의 감정으로 관심을 돌려 학습하는 조직을 만들어내는 것이지요. 즉, 현대의 조직에 요구되는 자기조직화 능력을 기르는 노력이 포지티브 매니지먼트인 것입니다.

(3) 포지티브 매니지먼트의 과정과 단계

포지티브 매니지먼트는 크게 두 과정으로 이루어집니다. 일단, 판단을 위한 시야의 범위를 좁히고 행동을 제한하는 네거티브한 감정을 완화합니다. 그럼으로써 포지티브한 감정을 늘려 새로운 조직 행동을 위한 '가능성'을 높입니다. 그러나 포지티브한 감정은 경영 자원이나 사회적 자원 같은 다양한 자원을 이루어내는 힘이 있지만, '변화하기 쉽고 미묘한' 것이기도 하지요. 그렇기 때문에 새로운 조직 행동을 위한 가능성을 확실히 현실화하기 위해 포지티브한 감정을 제시해야 합니다. 그럼으로써 여기서 생긴 가능성을 구체적인 행동으로 연결시키기 위해 개인, 구성원들 간의 관계성, 조직 전체의 행동이라는 세 가지 단계로 진행합니다.

〈표 2-1〉은 신입 간호사 연수에서 실습지도자(프리셉터preceptor)*에 대한 사례를 예로 들어 포지티브 매니지먼트의 두 가지 과정과 세 가지 단계의 관계를 보여줍니다. 여기서 주의해야 할 점은 '조직의 단계'는 조직의 객관적인 계획이나 규칙, 상황이 아니라, "구성원 한 사람 한 사람이 주관적으로 이해하고 있는 조직의 이념, 비전, 상황"이라는 것입니다. 예를 들면 "방법이 없다"라든가 "어쩔 수 없다" 같은 네거티브한 감정은 지금 조직이 어떠한 상태에 있고, 이제부터 어떻게 되어간다는 미래상에 관한 인식을 보여주고 있습니다.

그러나 조직 전체에 대한 인식은 반드시 객관적이지 않을 가능성이 있습니다. 조직 내외 다양한 구성원들과 대화하면서 "얼마간의 변화는 있어도 상황은 기본적으로 변하지 않습니다"라고 하는 한 사람 한 사람의 인식이, "지금은 괴롭지만 변화의 가능성은 있지요"라

는 방향으로 변화하면 조직 전체의 행동을 바꿀 수 있습니다.

실제로 포지티브 매니지먼트를 수행하면서 나타나는 모든 상황에 대응하기 위한 계획을 마련할 필요는 없습니다. 그러나 관리자가 조직의 상황을 인식하고, 노력해야 하는 과제의 범위를 좁힌다면 〈표 2-1〉이 보여주는 어떤 단계의 어떤 과정에 초점을 두느냐에 따라 포지티브 매니지먼트의 전체적인 방향성을 명확하게 할 수는 있습니다. 또한 조직 전체로서의 행동이 부족하다(조직의 단계 | 새로운 행동으로)는 점을 인식하고 그것을 해결하기 위해 노력해야 하는 과제를, 조직의 단계와 다른 단계의 과정[예: 팀원 한 사람 한 사람이 매일 일을 하면서 강점이나 성공 사례를 발견하는 것(개인의 단계 | 포지티브 감정으로)]으로 정할 수도 있습니다.

표 2-1. 포지티브 매니지먼트 : 두 가지 과정과 세 가지 단계

		두 가지 과정	
		네거티브한 감정을 포지티브한 감정으로	포지티브한 감정을 새로운 행동으로
세 가 지 단 계	개인의 단계	실제 지도자라는 역할을 긍정적으로 바라본다	실제 지도자라는 역할에 대한 포지티브한 감정을 주체적인 행동에 반영한다
	관계의 단계	실제 지도자들끼리의 관계에서 상황을 긍정적으로 바라보는 관점을 만든다	실제 지도자끼리 서로 도우면서 상황을 보다 더 좋은 방향으로 바꾸기 위해 적극적으로 행동한다
	조직의 단계	실제 지도자의 역할과 그 의의를 병동, 간호부서, 병원 전체의 관점에서 긍정적으로 바라본다	조직 전체의 관점에서 자신의 행동을 돌아보고 행동에 반영한다

(4) 감정과 학습

　지금까지는 주로 개인의 관점에서 포지티브 매니지먼트의 과정과 단계에 대해 생각했습니다. 이제부터는 "포지티브한 감정이 어떤 조직 행동으로 나타나는가? 그 요인은 무엇인가?"에 대하여 조직 전체의 관점에서 생각해보고자 합니다.

① 감정과 사고 그리고 행동의 관계

　조직행동학자인 C. 아지리스와 D. 숀은 "사고와 행동이 감정에 따라 어떻게 연결되면서 조직 전체에 어떠한 영향을 주는가?"라는 관점에 따라 조직에서 잘 보이는 사고-행동의 두 가지 패턴을 밝혔습니다.[3] 그들이 '모델 1'과 '모델 2'라고 이름을 붙인 사고-행동 패턴을 여기에서는 '방어적 사고'와 '건설적 사고'라고 부르겠습니다. 이 두 가지 패턴은 사고와 행동의 연결과, 그 연결로 만들어진 행동 패턴, 그리고 그것이 조직에 미치는 영향을 구체적으로 나타내고 있습니다.

　그러나 여기에서 아지리스와 숀이 '사고'라고 부르는 것은 '현상'이라든가 '미래에 대한 소망이나 거부감' 같은 구체적인 감정에 의해 지탱되는 행동의 원리·원칙임을 알 수 있습니다. 그렇기 때문에 〈표 2-2〉에는 두 가지 사고의 밑바닥에 있는 것을 '감정/사고'라고 표기했습니다.

　방어적 사고는 달성해야 하는 목표를 정한 뒤 다른 사람을 이기려

표 2-2. 방어적 사고와 건설적 사고

	감정/사고	행동	조직에 미치는 영향
방어적 사고	• 목표를 세워 달성한다 • 이기고 싶다(지지는 않겠다) • 합리적이고 싶다 • 부정적인 감정을 억제한다	• 환경을 제어하고 싶다(설득, 대의명분) • 혼자서 과제를 담당한다 • 자신을 지킨다(남을 질책한다, 형식적이다, 약삭빠르다) • 남을 해칠 가능성이 있는 정보를 숨긴다	• 통제 · 경쟁 • 무관심 • 표면적인 관계 • 불신 • 관계의 악화
건설적 사고	• 진정한 것을 알고 싶다 • 상황을 이해하고서 행동하고 싶다 • 되돌아본 뒤 바라는 대로 행동하고 싶다	• 집안사람끼리 모인다 • 구성원들의 주체성을 존중한다 • 구성원들 모두가 과제를 해결하기 위해 노력한다 • 자신을 조직과 더불어 성장시킨다 • 자기모순을 깨닫는다 • 서로를 보호한다	• 건설적인 행동 • 개성을 존중 • 신뢰 • 문제를 직시함 • 양호한 관계를 형성함

Argyris C, Schon D: Theory in practice: increasing professional effectiveness. Jossey–Bass, San Francisco, 1974

고(지지 않으려고) 하는 감정과 생각이 지배적인 행동 패턴입니다. 즉, 상대를 설득하거나 대의명분에 호소하는 경우이지요. 또한 가급적 자신의 생각대로 환경을 제어할 수 있도록 과제를 혼자서 담당하려는 경향이 있습니다.

방어적 사고를 하다 보면 매뉴얼을 벗어난 상황이 발생했을 때 상대방을 질책하고, 또는 변화할 가능성을 최소한으로 제한하기 위하여 형식적인 대응을 하거나, 약삭빠른 행동을 하게 됩니다. 더욱이 구성원들 간의 대립을 피하기 위해 누군가에게 해가 될 가능성이 있는 정보를 숨기거나, 가급적 자기 집안사람들끼리 똘똘 뭉친다고 합니다. 그 결과 조직으로부터의 압박이 심해지거나, 지나친 경쟁이 발생하면 서로에 대해 무관심해지거나, 상호불신으로 가득 찬 사무적인 인간관계로 이어지는 경우가 많습니다.

이런 점과 관련하여 **건설적 사고**를 지지하는 조직 구성원은 사실을 확실하게 파악하여 행동하고, 항상 자기 자신을 돌아보면서 진심으로 원하는 행동을 하고 싶다고 생각합니다. 그래서 한 사람 한 사람의 주체성을 존중하고, 과제를 풀기 위해 다 함께 노력하는 가운데 자신을 조직과 더불어 성장시키려는 분위기를 만들어갑니다.

또한 자기모순을 깨달았을 때는 솔직하게 인정하면서 행동을 고치고, 서로서로 보호하는 문화를 키워나갑니다. 구성원들이 건설적 사고에 따라 행동하는 조직에서는 한 사람 한 사람의 개성이 존중을 받습니다. 그럼으로써 서로에 대한 신뢰에 기반을 두고서 문제를 직시하는 문화를 만들게 되니, 직장에서는 좋은 인간관계가 형성됩니다.

아지리스가 밝히려고 한 것은 조직 구성원들의 감정과 사고가 조직의 학습과 행동에 커다란 영향을 준다는 것이었습니다. 이쯤에서 피터 센게가 주장한 '학습하는 조직'의 정의를 기억해보지요. 학습하는 조직은 자기 자신의 생각을 버리고, 자신이 놓인 상황을 파악한 뒤 변화시킴으로써 구성원들이 새로운 사고에 기초한 행동을 할 수 있는 힘을 갖추는, 그렇게 하기 위해 계속 공부하는 조직이었습니다. 더구나 그러한 학습, 즉 건설적 사고를 지지하여 사실을 확실히 파악한 다음 되돌아보면서 새로운 지식을 습득하는 학습을 아지리

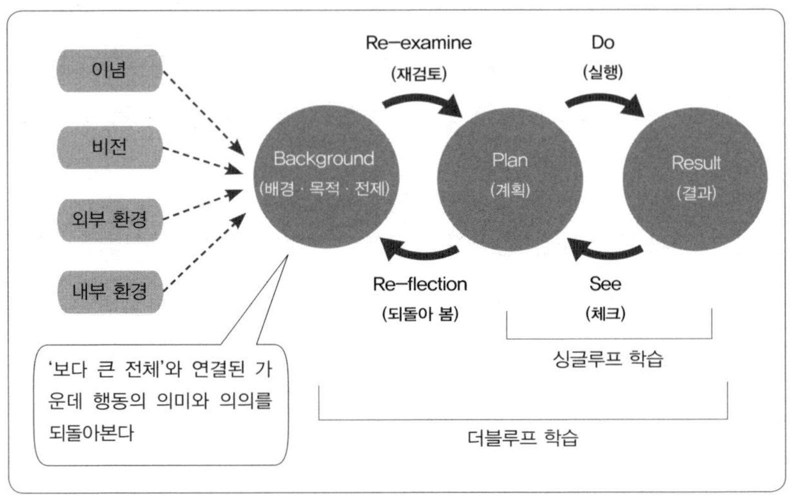

스는 '더블루프double-loop 학습'이라고 불렀던 바, 필자는 이것을 싱글루프single loop 학습과 대비시켰습니다(그림 2-3).

② 싱글루프 학습과 더블루프 학습

싱글루프 학습은 먼저 계획을 세우고, 그 계획을 실행한 후에 결과와 계획을 대조하는 학습입니다. 여기서 계획과 결과의 사이에 거리가 있으면, 그 거리를 메우기 위한 대책을 강구하고, 계획을 실현하는 데 필요한 수정을 한 뒤 행동을 반복합니다. 조직 구성원은 이러한 과정을 통하여 계획을 실현하기 위해 해야 할 것과 그렇지 않은 것을 배웁니다. 'PDS(plan-do-see) 사이클' 또는 'PDCA(plan-do-check-action) 사이클'이라는 직무 수행 사이클은 싱글루프 학습의 사이클인 바, 직장에서 배우는 많은 부분이 이런 식으로 이루어집니다.

이와 달리 더블루프 학습은 계획 자체를 다시 검토합니다. 예를 들어 계획을 하게 된 배경, 목적, 타당성, 그 와중에 일어난 외부ㆍ내부 환경의 변화 등을 다각적인 관점에서 되돌아보고 재검토하지요. 그리고 필요하다면 계획 자체를 변경ㆍ수정하거나, 처음에는 생각하지 못했던 행동을 하기도 합니다. 그러니까, 평소에는 의식하지 않고서 하던 많은 행동의 전제 조건을 다시 물은 뒤, 조직의 이념과 비전, 환경과 상황의 변화라는 보다 큰 구조 속에서 자신의 행동의 의미와 의의를 다시 파악해 새로운 생각을 만들어낸 다음, 새로운 행동으로 나아가는 방법을 배워나가는 것이 바로 더블루프 학습입니다.

③ 교육 현장에서의 싱글루프 학습과 더블루프 학습

싱글루프 학습과 더블루프 학습을 신입 간호사들의 능력을 향상시키는 과정에 연관시켜 보면, 둘 다 조직에서 꼭 필요한 학습 방법임을 알 수 있지요.

이제 막 간호사로서 일을 시작하는 신입 간호사에게 무엇보다도 요구되는 것은, 자신에게 주어진 일을 실수하지 않고 정확하게 효율적으로 하는 것입니다. 그러기 위해서는 계획을 확실하게 이해하고, 행동의 결과를 계획과 대조하는 작업을 반복해야 합니다. 자신이 하게 될 일을 외우는 처음 단계에서 무엇보다도 중요한 것은, 싱글루프 학습을 통해 해야 하는 일을 확실하게 실행할 수 있는 힘을 기르는 것입니다.

이것이 가능해지면 단순히 지식이나 기술을 익힌 뒤 매뉴얼에 따른 행동을 반복하기보다, 상황의 변화에 따라 유연하게 맞추어나가야 합니다. 그래서 때로는 새로운 행동을 일으키는 힘이 필요하기도 하고요. 그래서 더블루프 학습에 의한 새로운 행동 패턴을 스스로 만들어내는 힘이 필요합니다.

이렇듯 싱글루프 학습은 조직의 기능을 표준화 · 안정화 · 효율화합니다. 그리고 더블루프 학습은 조직 구성원들의 인식을 바꾸어 새로운 행동을 촉진함으로써 조직을 변화시킵니다. 그래서 싱글루프 학습과 더블루프 학습 모두 조직에 다 필요합니다. 하지만, 오늘날처럼 심하게 변화하는 환경에 유연하게 대응하는 데 필요한 자기조직화 능력을 만들어내려면 더블루프 학습이 필요합니다.

따라서 자기조직화 능력이 높은 조직은 구성원 한 사람 한 사람이

① 싱글루프 학습을 통해 일하는 모습을 확실하게 외우고
② 그러나 일단 인식과 행동을 바꿀 필요가 분명히 있다면 확신마저 버리고 새로운 사고에 기반한 행동을 할 수 있는

조직입니다. 이와 동시에 구성원들끼리 그러한 행동을 할 수 있는 힘을 키우는 조직이 바로 '학습하는 조직'입니다.

④ 포지티브 행동을 하게 하는 더블루프 학습
여기서 방어적 사고와 건설적 사고가 만들어지는 조직 행동의 차

이를 떠올려봅시다. 감정은 사람이 행동하도록 만드는 직접적인 힘이 있습니다. 그러나 그것은 새로운 행동을 만들어내는 커다란 힘이 되는 것은 물론, 행동을 억제하거나 피하게 하는 힘이기도 합니다. 방어적인 태도나 행동을 하게 되는 이유는 감정의 힘이 냉정한 성찰을 방해하다 보니, 자신도 깨닫지 못하는 사이에 싱글루프 학습에 기반을 둔 고정적인 행동 패턴을 취하기 때문입니다. 조직 구성원들이 나쁜 사태가 일어날 가능성을 우려하여 겁을 먹거나 불안해하는 경우가 있지요. 그럴 때에는 괜히 절망하거나, 사태를 회피하려고 고민하지요. 그래서 일시적인 혼란과 새로운 행동을 제외시키려고 하면 조직에 대한 환경 적응 능력은 줄어들겠지요.

그러나 포지티브한 감정이 넘치는 조직 구성원들은 현재의 상황을 그대로 받아들이면서 주변 동료들을 지원합니다. 그리고 보다 더 큰 전체와 연결시켜 상황을 파악한 뒤, 더블루프 학습을 더욱 진지하게 수행함으로써 조직이 보다 더 나은 방향으로 나아가게 하려고 노력하지요. 그럼으로써 주변에 조금이라도 더 많은 영향을 주려고 합니다. 즉, 포지티브 매니지먼트가 목표로 하는 것은 포지티브한 감정을 일으켜 구성원의 인식과 행동을 변화시킴으로써 포지티브한 감정-사고-행동이 잘 순환하는 조직을 민드는 것입니다.

⑤ 간호에 의한 보살핌과 매니지먼트의 공통점

이러한 관점에서 포지티브 매니지먼트를 파악해보면 포지티브 매니지먼트가 목표로 삼는 바람직한 조직의 모습이라든가, 그 조직 구성원들의 참다운 자세, 그리고 그들이 간호하여 쾌유하도록 도와주는 환자들의 모습 사이에는 친화성이 있음을 잘 알 수 있습니다.

'확장하는 조직'[4]으로서의 건강관을 주장하는 마거릿 뉴먼은, 지금까지의 건강관은 바람직한 '포지티브한 상태'로서 건강을 파악하면서, 병(질병)은 피해야만 하는 네거티브한 상태로 여겼다고 했습니다. 즉, 병이란 '언제, 어디에서라도 공격하는 적'이고, 환자는 '희생자'인 것이지요. 그리고 의학으로 무장한 '군대'가 바로 그 병(우리 자신들과는 다른 상황의 상태)을 무너뜨린 것입니다. 그러니까 뉴먼의 주장대로라면 "모든 네거티브한 요소를 찾아내어 제거하는 것이 건강을 실현하는 방법"인 것이지요.

그러나 뉴먼은 이렇게도 말했습니다. 질병이란 "질병에 걸린 사람이 무잇을 느끼고, 어떻게 살아가고, 누구와 어떻게 관계를 맺으면서 어떤 생활을 하는가라는 '생명 과정(life process)'의 일부"라는 것이지요. 그렇기 때문에 바람직한 상태를 실현하려면 질병이라는 눈에 보이는 요소를 없애는 것만으로는 부족하다는 것입니다. 현실과 마주하고서 질병을 만들어낸 자신의 마음과 신체, 주위와의 상관관계, 나아가서는 자신의 생활 방식의 원인이 된 다양한 상황이 얽혀 이루어진 '보다 큰 전체와 이어진 감각'에 대한 의식을 넓혀가는 것, 즉 '의식의 확장'을 이루어야 바람직한 상태가 이루어진다는 것이지요. 그렇게 함으로써 자신이 생명 과정에 따라 무의식적으로 움직이고 있음을 깨달을 수 있고, 자기 자신의 생명 과정에 적극적으로 관여할 수 있도록 의식과 행동을 바꾸어가는 것도 가능하다는 것이지요.

결국, '확장하는 의식'이란 자신이 놓여있는 환경과, 자기 자신의 신념이나 행동과의 사이에 존재하는 큰 연결을 발견하는 것이자, 자신이 바라는 미래를 실현하기 위해 행동으로 나아가는 것입니다.

포지티브 매니지먼트의 목표는 조직 내부에 포지티브한 감정을 형성함으로써 감정과 행동을 깊이 있게 연결시키고, 각각의 구성원들이 항상 커다란 전체와의 관계를 의식하면서 대립이나 갈등을 뛰어넘는 '주체적으로 협력하는 환경'을 다 함께 만들어가는 것입니다. 이는 간호사에게도 완전히 새로운 과업이 아니지요. 오히려 매일같이 하고 있는 간호사 업무와 비슷한 것입니다. 단지 조직 관리에 관한 것이라는 점이 특징이지요.

2. 관리자 자신의 감정을 관리하기

포지티브 리더십의 첫걸음

(1) 관리자의 의무와 감정

조직 구성원들이 포지티브한 감정을 기르도록 해주려면 관리자는 무엇을 해야 할까요? 이를 묻는 이유는, 관리자도 조직 구성원의 일원이기 때문입니다.

앞서 서술한 대로 구성원들 간의 '동료'라는 입장에서 생겨난 감정과 사고는 조직 구성원들의 심화학습에 커다란 영향을 줍니다. 소식 구성원들의 감정을 포지티브하게 관리한다는 것은, 조직 구성원들에게 어떤 특정한 감정을 갖도록 유도하거나, 그런 감정을 만들어내라고 하는 것이 아니지요. 그보다도 구성원들 사이에서 포지티브한 감정이 자연적으로 피어 오르도록 관계성을 만들어나가는 것을 의미합니다. 이것은 구성원 한 사람 한 사람과 '변화하기 쉽고 미묘한' 감정을 가진 채 서로에게서 영향을 주고받는 관계를 맺고 있는 생명체의 일부로서 정면으로 마주한다는 것입니다. 그렇게 하려면 관리자가 자기 자신의 감정과 마주하고서 그 변화의 과정과 요인을 확실하게 체험할 필요가 있습니다.

① 관리자는 무엇을 해야 할까요?

　날마다 업무에 매진할 적에 감정이 어떠한 역할을 하느냐고 묻는다면, 관리자들 중 대부분은 "감정은 특별히 커다란 역할을 하고 있지 않습니다", 또는 오히려 "감정에 빠지지 않도록 노력하고 있지요"라고 대답하지는 않을까요? 그렇지만 관리자는 매일 업무를 진행하면서 자신의 마음속에서 무슨 일이 일어나는지 정말로 잘 알고 있을까요?

　그러면 "관리자는 매일 무슨 일을 합니까?"라는 질문에 뭐라고 대답할까요? 분명 많은 관리자들이 "계획을 세웁니다"라든가 "팀이나 구조를 만듭니다", "조정을 하고 있습니다", "조직의 움직임을 제어합니다" 같은 대답을 할 것입니다. 그러나 이러한 대답이 "관리자는 ○○을 하고 있다"를 구체적으로 정확하게 표현했을까요?

　조직행동학자인 헨리 민츠버그는 "'매니저는 무엇을 하는가?'라는 정말 근본적인 질문을 (지금까지의 경영학은) 하지 않았다"고 했습니다.[5] 다양한 관리자들이 실제로 무엇을 하는지 속속들이 자세하게 조사한 민츠버그는 지금까지 '관리(management)'라는 단어를 보면 떠올리기 마련인 것과는 크게 다른 관리자들의 업무 태도를 밝혔습니다. 필자가 민츠버그의 연구에서 떠올린 관리자의 모습은 항상 초과 근무를 하고 있으며, "간략하게, 토막내어, 그리고 말로 하는 커뮤니케이션"으로 많은 일을 피상적으로 할 수밖에 없는 사람들이었습니다.[5] 관리자라면 심사숙고한 뒤 행동하고, 계획을 짜거나 조정하며, 팀을 편성하거나 컨트롤하는 임무를 일정대로 진행해야 합니다. 그런데 대부분의 관리자들은 항상 예상 밖의 다양한 사태에 직면하면서 끊임없이 나타나는 임무에 그때그때 대응한다는 것이지요.

그러면 관리자들은 대개 무수히 나뉜 일들 때문에 흔들리고, 상황의 변화에 수동적으로 반응할 뿐일까요? 민츠버그는 이렇게 주장합니다. 유능한 관리자는 환경 변화에 수동적·기계적으로 반응하기보다 눈앞의 상황이 변화하는 것을 '느끼거나', 상황과 깊이 있게 '대화'하면서 다양한 시행착오를 경험하는 가운데 생각과 행동을 이어나간다는 것이지요.

민츠버그는 이러한 과정이 뛰어난 도예가가 작품을 탄생시킬 때의 과정과 닮았다고 말합니다. 도예가는 어느 부분을 둥글게 만들어보거나 다른 부분을 평평하게 해보거나 이리저리 계속 만지작거리면서 며칠, 몇 개월, 몇 년의 세월을 보내지요. 그리하여 마침내 이상적인 모양을 완성시킵니다. 매니지먼트도 이와 마찬가지지요. 조직이 해야 하는 것, 나아가야 할 방향, 이루어야 하는 목표를 계획해도, 정작 현장에서 실행하려고 하면 모든 게 계획대로 진행되지는 않지요. 오히려 예상하지 못했던 사태에 대응하느라 자신의 팀원들 및 다양한 부서들과의 조정을 늘 시도하기 마련입니다. 그러니 처음에는 생각지도 못했던 해결책을 찾는 것이 필요합니다. 그러니까 관리자의 실제 업무라는 것은 이렇듯 매일 상황이 변화하는 가운데, 현장에서 이리저리 왔다 갔다 하기를 반복하면서 전략을 짜는 일입니다.

② 혼란을 관리하기

그러면 현장에서 전략을 짜는 관리자의 마음속에서는 무슨 일이 일어나고 있을까요? 오퍼레이션 리서치operations research*의 창시자 중 한 명인 러셀 에이코프는 "관리자는 직장에서 '혼란스러운' 상황에 직면한다"고 주장했습니다. 에이코프가 말한 '혼란'은 복잡하고 불안정하며 불확실한 상황입니다. 이런 상황에서는 미리 명확하게 정의된 전문 지식과 연관시켜보아도 혼란스러운 상황을 수습할 수 없고, 반드시 문제를 해결할 수도 없지요.

이러한 경우에 중요한 것은 전문적인 지식을 활용하여 '문제를 해결하기(problem solving)'가 아닙니다. 그 전에 "각각의 상황에서 무엇이 문제인가?"를 따지는 것, 즉 "문제를 어떻게 설정(problem setting)하는가?"가 중요하지요. 직장은 관리자를 당혹스럽게 만들고, 애를 먹이며, 불확실한 문제 상황에 따라 형성됩니다. 이러한 '문제 상황'을 확실하게 하나의 '문제'로서 파악하려면 그 자체로는 의미가 없는 불확정된 상황에 일정한 의미를 부여해야 하지요. 이를 에이코프는 "혼란을 관리한다"라고 표현했습니다.

예상하지 못했던 사태가 일어나고, 변화마저 끊임없이 일어나는 혼란스러운 상황에서는 관리자뿐만 아니라 조직의 모든 구성원의 마음속에 다양한 감정이 생기지요. 여기서부터 (자신도 모르게) 방어적인 생각이나 건설적인 생각이 생겨나면서, 관리자 자신의 행동만

---

* 조직이나 시스템 운영 개선 관련 문제에 관한 최적의 답을 담당 관리자에게 제공해주는 데 유용한 과학적 기법이다. _옮긴이 주

이 아니라 조직의 행동에도 커다란 영향을 줍니다. 따라서 포지티브 매니지먼트를 발휘하는데 무엇보다도 중요한 것은

① 관리자가 조직 구성원 중 한 명인 자기 자신의 감정에 확실하게 주목한다.
② 그것이 자기 자신의 일이나 조직의 행동에 어떠한 영향을 주는가를 시행착오를 하면서 깨닫는다.[6]
③ 이를 포지티브한 방향으로 바꾸어가는 과정을 체험한다

는 것입니다.

(2) 감정을 깨달아 바꾸어나간다

포지티브 매니지먼트의 첫걸음은 관리자 자신이 포지티브한 감정을 가짐으로써 자신의 마음속에서 변화가 이루어지는 경험을 맛보는 것입니다. 그러려면 먼저 자기 자신이 어떠한 감정을 품었는가를 충분히 파악하고, 그 감정을 어떻게 포지티브한 감정으로 변화시킬까 고민해야 합니다. 여기에서는 자신의 감정을 포지티브하게 변화시키기 위한 간단한 훈련을 소개하겠습니다(표 2-3, 표 2-4).

표 2-3. 감정을 깨닫기 위한 지적 훈련

1. 정기적으로 감정을 돌이켜본다
일을 시작하기 전에 매일 정해진 시간(2~3분 정도) 동안 회의실 같은 가급적 조용한 장소에서 지금 자신이 어떠한 감정을 가지고 있는지 되돌아본다
2. 감정을 정면에서 받아들인다
답답함이나 숨이 막히는 듯한, 또는 상쾌한 기분이나, 느긋함 등 자신의 기분이 어떤지에 주목한다
3. 감정의 원인이나, 그것이 업무에 미치는 영향을 생각한다
감정을 확실하게 파악할 수 있으면, 이러한 감정이 무엇 때문에 생겼는지를 생각한다. 그리고 그 감정이 일을 하는데 어떠한 영향을 줄 가능성이 있는지도 생각한다

표 2-4. 감정을 바꾸기 위한 지적 훈련

1. 강렬하게 네거티브한 감정을 되돌아본다
강렬하게 네거티브한 감정을 가지고 있다면 5~10분간 가급적 조용한 장소에서 지금 자신이 어떤 감각을 느끼는지 되돌아본다
2. 감정을 확실하게 받아들인다
'감정을 깨닫기 위한 지적 훈련'과 마찬가지로 자신이 어떠한 감정을 안고, 어떻게 느끼고 있는지를 곰곰이 여러모로 생각한다
3. 그러한 감정을 만들어낸 무의식의 전제를 찾는다
자신이 느끼고 있는 강한 감정의 배후에 있는 무의식적인 (그리고 대개 조건 없이) 바르다고 생각하는 전제를 찾는다
4. 전제를 바꿔본다
3에서 밝혀진 무의식의 전제가 반드시 바른 것은 아니라고 생각해본다
5. 자신의 감정에서 일어나는 변화를 되돌아본다
무의식의 전제를 바꿔서 상황을 되돌아본 뒤, 처음 느꼈던 강렬한 감정에 어떠한 변화가 일어나고 있는지를 확실히 감지한다

① **자신의 감정을 깨닫는다**

'자신의 감정을 깨우치기 위한 지적 훈련'은 날마다 업무를 위해 적극 노력하는 자신이 어떠한 감정을 품고 있는가에 주목하고, 이러한 감정이 업무라든가 다른 사람들과의 관계에 어떠한 영향을 주는지에 대해 성찰하기 위한 것입니다.

늘 어떤 것도 확실하게 정해지지 않은 상황에서 업무를 진행하는 관리자는, 자신도 모르는 사이에 다양한 감정을 품고 있을 것입니다. 그러나 자신의 감정을 억제하거나, 또는 그것 자체를 충분히 인식하지 못하고 있는 경우가 드물지 않지요. 허나, 조직 구성원들의 감정과 마주하려는 관리자는 우선 무엇보다 자신이 품고 있는 감정을 깨달아야 합니다. 그럼으로써 그것이 자신의 업무에, 그리고 조직의 현실에 어떠한 영향을 미치는가를 충분히 이해해야 합니다.

매일 정해진 시간에 가급적 조용하고 집중할 수 있는 장소에서 지금 자신이 무엇을 느끼는가를 떠올려보세요. 그것은 초조함이나 불안, 스트레스 같은 네거티브한 감정일지도 모릅니다. 만족감이나 성취감, 두근두근 떨리는 설렘과 같은 포지티브한 감정일수도 있고요.

여기서 중요한 것은 자신이 느끼고 있는 감정에 대하여 '초조'라고 이름을 붙이지 말고, 그것이 어떠한 감각인지를 분명히 느껴보기 위해 의식을 집중시키는 것입니다. 그것은 심장이나 위장의 주변에서 느껴지는 괴로움일수도 있고, 어깨나 허리, 목 주변의 통증, 또는 온몸에서 힘이 빠지는 듯한 감각일지도 모릅니다.* 이런 식으로 의식이 감정으로 향하게 하면 감정에 따라 움직이는 자신이 '그 내부에서' 느끼는 것을 깨우칠 수 있지요. 더 나아가 자신의 마음속에서 움직이는 감정을 '위에서' 바라보는 것도 가능해집니다.

자신의 감정을 확실하게 파악할 수 있으면, 이러한 감정이 생겨난 이유에 대해서도 생각해봅니다. 불안이나 초조의 원인은 오늘 오후에 있을 회의 때문일지도 모르고, 아직도 확실히 기억에 남아있는 며칠 전의 문제 때문일지도 모릅니다. 또한 만족감이나 설렘은 지금까지의 노력이 서서히 열매를 맺기 시작한 것을 실감했기 때문일 수도 있고, 지난 며칠 동안에 일어난 일 때문일지도 모릅니다.

그러면 이번에는 그러한 감정이 지금 하고 있는 업무에 어떻게 영향을 주는지 여러모로 생각해봅니다. 특히 사람과의 관계라든가 새로운 행동을 해나가면서 이러한 감정이 어떠한 역할을 하는지 생각합니다. 예를 들면 막연한 불안감 때문에 일을 하기 힘들다거나, 또는 그런 불안감이 마음가짐을 새롭게 하려는 노력을 짓누르고 있는 것은 아닌지 생각해보는 것이지요. 이러한 영향에 대해 여러모로 생각해봄으로써 일반적으로 의식으로 향하는 작은 감정의 역할에 대한 인식을 깊이 있게 할 수 있습니다. 이쯤에서, 앞서 언급했던 '혼란의 관리'에 대해 다시 생각해봅니다. 복잡하고 불안정한, 그리고 확실하게 정해지지도 않은 상황에서 문제를 해결하려면 우선 혼란

---

* 시카고 대학교의 심리학과 교수인 유진 젠드린이 주장하는 '포커싱focusing(초점 맞추기)'을 참고한 것이다. 젠드린은 또한 언어로 되어있지는 않지만 몸으로 느낄 수 있는 의미 있는 감각에 의식의 초점을 맞춘 뒤 이에 이름을 붙임으로써 '사로잡힘'에서 해방될 수 있다고 했다. 이러한 지적 훈련은 우선 자신이 무엇을 느끼고 있는가를 깨닫는 것에 중점을 둔다. (E. T. 젠드린 지음, 무라야마 쇼지 옮김, 《포커싱》. 후쿠무라출판, 1982)

한 '문제 상황'에 특정한 의미를 부여하는 것이 좋습니다. 그러니까 문제를 설정하는 것이지요. 그러나 위에서 언급한 지적 훈련을 해보면, 네거티브한 감정이 생기는 경우 중 대부분은 확정적이지 않은 상황에 의미를 부여할 수 없기 때문임을 깨닫게 될 것입니다. 한편 성취감이나 만족감 같은 포지티브한 감정은 혼란스러워 보이는 상황에서도 일정한 의미를 발견함으로써 생기는 경우가 많지요.

직면하고 있는 상황에서 의미를 발견한다는 것은, 뉴먼의 '확장하는 의식'이라는 사고방식을 설명했을 때 언급했듯이, '자신이 처한 환경 그리고 자기 자신의 신념과 행동의 사이에서 커다란 연관을 찾아내는 것'입니다.

그리고 지적 훈련으로서 진행하는 이유는 뉴먼이 설명하는 '확장하는 의식'을 통히어 마음을 다스리는 과정과 마찬가지로 자신의 감정에 주의를 기울임으로써, 혼란스럽고 확실하지 않은 상황 한가운데에 서있는 자신이 환경과의 관계에서 어떠한 의미를 발견했는가(혹은 발견하지 못했는가)를 이해하는 것이기도 하고요. 그렇게 하여 일시적인 감정의 혼란에서 빠져나옴으로써 '오래된 한계를 초월함으로써 얻을 수 있는 자유'를 발견하는, 즉 의식을 확장시켜 '보다 더 큰 전체와 연결된 감각'을 기르는 기반을 형성하려는 것입니다.

② 감정을 바꾸다

다음은 '감정을 바꾸는 지적 훈련'*입니다. 감정을 바꾼다는 것은 감정을 무시하는 것도, 억압하는 것도 아닙니다. 감정을 바꾼다는 것은 감정에 '사로잡혀 있는' 자신과, 그러한 감정을 만들어낸 환경과의 연관을 깨달아 직면한 상황에 다른 의미를 부여하는 것입니다.

이러한 지적 훈련의 목적은 자신의 감정을 바꾸고, 나아가서는 행동을 바꾸어가는 것입니다. 여기서 일어나는 감정(행동)의 변화는 포지티브 매니지먼트가 구성원 한 사람 한 사람에 대하여 적극적인 행동과 협동을 하게 하는 상태를 만들어내고, 키워나가려고 하는 변화라고 할 수 있습니다.

우선 프러스트레이션frustration(욕구불만)이나 화, 또는 커다란 불안이라고 하는 네거티브한 강한 감정을 느끼면 가급적 조용한 장소에서 지금 자신이 무엇을 느끼고 있는지를 되돌아봅니다. 그리고 '감정을 깨닫기 위한 지적 훈련'과 마찬가지로 그 감각에 의식을 집중시키고, 자신의 감정을 확실하게 받아들여 그 감정을 만들어낸 배경에 대하여 여러모로 생각을 해봅니다. 매우 강한 네거티브한 감정은 원망과 기대, 또는 '~하지 않으면 안 된다'고 하는 신념이 배신당하거나 배반당할 가능성이 있을 때 생겨납니다. 차분하게 곰곰이 감정을 받아들이고, 그 배경에 대해 여러모로 생각하면 거기에는 "~을 하지 않으면 안 된다"라든가 "상대는 충분히 알고 있을 것이다"라는 다양한 암묵적인 전제가 있다는 것을 깨닫게 됩니다.

암묵적인 전제를 발견하면 이번에는 그 전제가 반드시 바르지 않

---

* 인지행동요법 중 하나인 앨리스 앨버트의 인지정서행동치료(REBT, Rational Emotive Behavior Therapy)를 참고한 것이다.(A. Ellis : Reason and Emotion in Psychotherapy, revised and updated edition, Birch Lane Press, 1994)

다고 생각해봅니다. "(처음 해보는 것이라) 다소간의 실수는 받아들일 것이다"라든가 "불규칙한 사태가 일어나도 분명 누군가가 도와줄 것이다", "반드시 ~해야 한다"라든가 "상대가 충분히 알고 있지 않을 가능성이 있다"는 정도입니다. 그리고 상황에 새로운 의미를 부여함으로써 처음에 자신이 느꼈던 강한 네거티브한 감정에 어떠한 변화가 일어나는가에 주목합니다. 분명 "그 정도로 초조해야 할 필요는 없다"라든가 "생각하지 못했던 상황이 되어도 어떻게든 대응할 수 있을 것이다", "일방적으로 상대가 나쁜 것은 아니다"와 같이 처음의 네거티브한 감정이 보다 포지티브하게 진취적인, 그리고 새로운 행동을 촉진하는 형태의 감정으로 변하지는 않았는지요?

네거티브한 감정을 포지티브한 감정으로 바꾸는 것은 '내가 무의식적으로 바르다고 생각하고 있는 것은 무엇인가?'를 깨닫는 과정이기도 합니다. 그 결과, 눈앞의 상황을 넓은 시야로 다시 파악하게 됩니다. 이것은 마치 뉴먼이 말하는 "오래된 한계를 초월함으로써 얻어지는 자유를 발견한다"는 것과 마찬가지라고 할 수 있습니다.

그리고 이러한 지적 훈련으로 일어나는 감정의 변화는 더블루프 학습의 결과라는 것을 알 수 있습니다. 자신도 모르는 사이에 일어나고 있던 싱글루프 학습을 깨달아, 자신의 감정이 이끄는 배경에 대해 여러모로 생각함으로써 자신이 놓인 상황을 새로운 관점에서 파악하는 것입니다(그림 2-4).

지적 훈련에서 밝혀진 암묵적인 전제는 싱글루프 학습에서 계획과 같이 행동의 결과를 확인하고, 새로운 행동의 방향을 보여주기

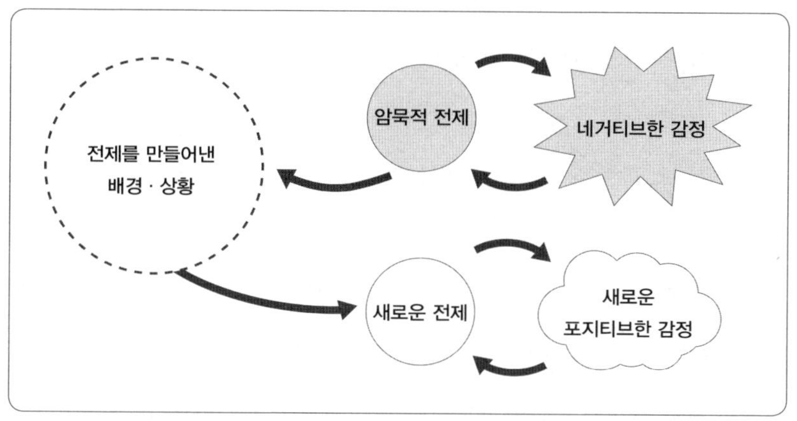

위한 지침으로서 기능합니다. 그러나 이러한 타입의 학습은 전제인 그 자체의 타당성이나 그 전제를 만들어낸 배경에 대해서는 멈춰 서서 깊게 생각하기 위한 것이 아닙니다. 그렇기 때문에 큰 감정을 만들어내는 계기가 된 상황을 깊게 이해할 수 없고, 상황을 바꾸기 위하여 주체적인 행동을 만들어낼 수도 없었던 것입니다.

강한 감정을 만들어내고 있는 암묵적인 전제를 발견하고, 그것이 정말로 바른 것인지, 왜 그것이 무조건적으로 바르다고 할 수 있는지를 생각함으로써 자신의 감정, 사고, 행동을 무의식 중에 지배하고 있던 패턴에서 빠져나옵니다. 그리고 보다 넓은 시야에서 자신이나 자신이 놓인 상황 전체로 눈을 돌려 처음에 느꼈던 감정이 변화하는 것을 '배우는' 일이 가능해집니다.

3. 워크숍과 퍼실리테이션

조직 구성원들에게 요구되는 리더십

다음으로 관리자는 '감정을 바꾸는 지적 훈련'을 실시하여 자신의 내면에서 일어나는 감정이나 행동의 변화가 조직 구성원 한 사람 한 사람의 마음속에서 자연스럽게 이루어지도록 해야 합니다. 물론 이렇게 하려면 조직 구성원들 스스로 자신을 돌아보도록 지시·명령하거나 그 의의를 설명하기보다, 그러한 감정이 자연스럽게 일어나도록 분위기를 조성해야 하지요.

여기서 매우 중요한 역할을 하는 것이 워크숍입니다. 이 제3절에서는 포지티브 매니지먼트에서 워크숍의 의미와 의의, 그리고 워크숍에서 퍼실리테이션facilitation(촉진)의 역할과 효과를 검토하여 포지티브 매니지먼트에 임하는 관리자가 조직 구성원들에게 발휘하는 리더십의 특징에 대해 생각해보려고 합니다.

(1) 워크숍이란 무엇인가?

워크숍은 개발 교육이나 인권 교육, 나아가서는 학교 교육이나 기업 연수 등 다양한 분야에서 활용되는 참가체험형 그룹 학습 방법입니다. 이 단어는 1946년에 미국에서 개최된 '인종 차별을 없애기 위해 활동하는 사회복지사들의 워크숍'에서 처음 사용되었지요. 이는 그룹다이내믹스group-dynamics(집단역학)*를 주장한 유대계 독일인(후에 미국으로 귀화)인 쿠르트 레빈의 지도하에 역할놀이나 자유토론을 하면서 대화학습을 통해 일상 현장에서 활용하기 위한 계획을 세우는 등, 시민의식 계발과 실천적 트레이닝 등으로 시작되었지요.[7]

그때까지는 연구자나 트레이너가 시민들이 현장에서 했던 발언과 행동 등을 관찰한 뒤 전문가인 동료들과 함께 이에 대해 논의를 하는 식이었습니다. 그러나 레빈은 시민들 또한 옵서버observer(회의 등에서 정식 참가자로 인정되지는 않았으나 특별히 참석이 허용된 사람)로서 전문가들의 모임에 참가하게 함으로써 전문가들이 하는 논의를 듣게 했습니다. 그 결과 자신들의 체험이 다양한 각도에서 해석될 수 있음을 알게 된 시민들이 의식과 행동을 변화시키는 것을 파악할 수 있었지요.

워크숍은 조직 구성원들에게 전문적인 지식과 기량 대신 자신이 지금 여기서 느끼고 있는 것(머리뿐만 아니라 몸과 마음으로도)에 주목하게 함으로써 구성원들 간의 관계(상호작용이나 다양성) 속에서 감정과 행동, 관계에 대한 배움이 깊어지는 것을 가능하게 합니다. 그 중에서 '참가', '체험', '그룹'이라는 요소가 매우 중요한 역할을 하는 바, 워크숍을 통해 긍정적 감정을 적극적인 행동(스스로 참가하고, 관계를

---

* 집단 내에서 혹은 집단 사이에서 작용하는 다양한 힘이 구성원들의 사고나 행동에 미치는 영향에 대해 연구하는 학문이다.

맺어가는 주체성)으로 연결짓는 것을 가능하게 하는 상황이 이러한 요소들로 만들어집니다. 그것은 긍정적인 조직 감정을 관리하는 데 있어 워크숍이 커다란 역할을 한다는 것을 시사합니다.

① 사람이 사람을 변화시키는 장소

오늘날에는 다양한 워크숍 기법이 개발되면서 여러 방면에서 활용되고 있지요. 도쿄 외국어대학 외국어학부 교수인 나카노 도시오는 이러한 워크숍의 기능을 크게 네 가지로 구분했습니다. 나카노 도시오의 방식대로라면 '창조'와 '배움'을 세로축에, '개인'과 '사회'를 가로축에 놓게 되지요. 그런데 포지티브 매니지먼트에 대해 지금까지 검토된 것과 합쳐서 생각해보면 두 개의 축을 '행동-감정·사고'와 '개인-조직'으로 바꿔볼 수도 있습니다(그림 2-5).

워크숍은 '행동'이라는 능동적인 면을 촉진하며. '감정'이라는 수용적인 면에 작용하는 힘도 있습니다. 그리고 개인의 내면에 있는 창조, 심화, 치유를 촉진하는 한편, 조직의 변혁이나 행동을 통한 경험을 더욱 깊이 있게 하기도 합니다.

워크숍은 참가자들을 다른 사람들과의 대화나 협동에 참여시킴으로써 자신의 감정과 거기에 놓인 암묵적 전제를 깨닫게 합니다. 더욱이 그 과정에서 생겨난 새로운 감정과 행동의 의미와 의의를 체험하면서 깨닫고, 자신의 것을 다른 사람들과 서로 나눔으로써 의식과 감정이, 그리고 행동과 관계가 변화하게 되지요.

워크숍에서는 '사람이 사람을 변화시킬 수' 있습니다. 그러니까 포

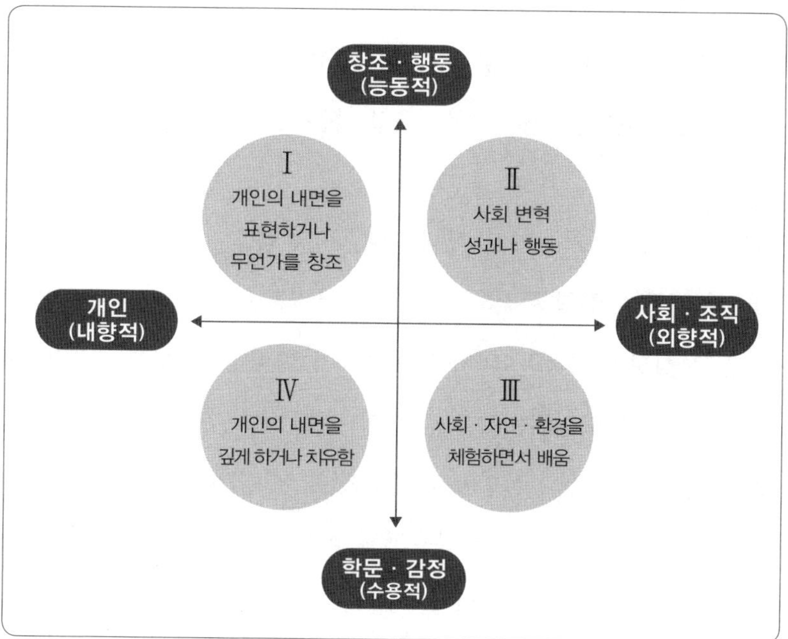

나카노 도시오 지음, 《워크숍》, 이와나미신서, 2001, p.18을 인용 일부 수정

지티브 매니지먼트로 워크숍을 할 때, 관리자는 그러한 일이 일어나게 할 수 있는 리더십을 발휘해야 하지요.

(2) 워크숍의 구성 요소

워크숍에도 다양한 기법이 있습니다. 그중 포지티브 매니지먼트에 활용할 수 있는 대표적인 워크숍 기법은 제3장에서 자세히 설명하겠습니다. 일단, 워크숍에서 중요한 것은,

① 각각의 워크숍 기법이 감정과 행동이 변화하는 과정의 어느 단계에서 어떠한 변화를 만들어내려고 하는가?

② 그럼으로써 무엇을 실현하려고 하는가?

라는 큰 흐름을 확실하게 이해하는 것입니다. 워크숍을 할 때에는 이러한 점들에 맞춰 목적의식을 가지고서 '혼돈'을 관리하고, 확정되지 않은 상황에 새로운 의미를 부여해야 합니다. 그렇게 하려면 워크숍이 어떻게 구성되는지를 충분히 이해하고 확실히 준비한 뒤, 그 분위기를 그때그때의 상황에 맞춰 조절해가야 합니다.

워크숍을 구성하는 요소로는 크게 팀, 프로그램, 퍼실리테이션facilitation 등 세 가지가 있습니다(그림 2-6).

그림 2-6. 워크숍의 세 가지 요소

팀	누구를 어떤 장소에 모을 것인가?
프로그램	무엇을 어떤 순서에 따라 실시할 것인가?
퍼실리테이션	그때그때의 상황에 맞춰 어떻게 대응하면서 진행할 것인가?

호리 기미토시 외, 《워크숍·디자인: 지혜를 끌어내는 대화의 장 만들기》, 일본경제신문출판사, 2008, p.21

① 팀 편성과 환경 정비

워크숍에 대해 이런 식으로 생각하시는 분들이 있습니다. "워크숍이란 것이 그냥 사람들을 모으고, 그들더러 그룹을 만들게 한 뒤, 무슨 체험을 하게 하면 저절로 잘 진행되는 거잖아요"라고요. 하지만 그렇지는 않습니다. 각자에게 주체적으로 참가하도록 촉구하고, 몸과 마음 모두 참여해야 하며, 동료들의 다양성을 깨닫고 상호작용하면서 새로운 지식을 배우고, 인식을 바꿈으로써 새로운 행동을 만들어내야 합니다. 이를 위해 구성원 한 사람 한 사람의 개성과 조합을 생각한 팀을 편성함으로써 활발한 상호작용이 일어나도록 배려하면서 환경을 만들어야 하지요.

또한 구성원들 사이의 관계성은 물론, 워크숍을 개최하는 장소와 시간(예를 들면, 근무 시간 중에 회의실에서, 근무 시간 후에 회의실에서, 퇴근 후의 오프사이트나 미팅에서), 그리고 회의장으로 쓸 방의 크기와 테이블, 의자를 놓는 법, 나아가서는 회의장을 장식하거나 연출하는 기법 등 워크숍을 하는 공간의 설계 같은 다양한 요소들에 대해서도 생각해두는 것이 좋습니다.

② 워크숍의 흐름을 생각하기

워크숍이 개개인의 주체적인 참가와 자연스러운 상호작용을 중시한다지만, 제한된 시간 안에 활발한 상호작용을 촉진하려면 프로그램의 내용에 대해 깊은 관심을 가지고서 검토하고 준비해야 합니다.

워크숍 프로그램에서는 게임과 작업, 토의 같은 다양한 활동과, 그 활동을 돌이켜보는 활동 등이 반복됩니다(그림 2-7). 워크숍의 커다란 흐름은 워크숍이 부드럽게 진행되게끔 참가자들의 관계성까지 이루어내는 '도입'으로 시작됩니다. 그 다음에는 활동을 통한 새로운

그림 2-7. 워크숍 프로그램의 기본적인 구조

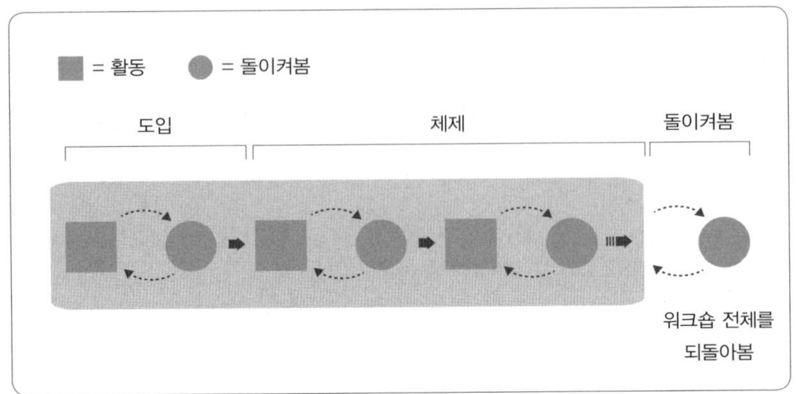

사고방식과 행동을 만들어내는 '체제'가 이어집니다. 마지막으로 워크숍 전체를 되돌아보고, 그 과정에서 무엇을 만들어내었는지, 그것을 어떻게 활용할 수 있는지를 참가자들 모두가 확인합니다. 그럼으로써 워크숍을 끝내지요.

포지티브 매니지먼트를 열심히 수행하는 관리자가 워크숍을 할 적에 필요한 것은, 조직 전체에서 다루어야 하는 과제나 행동 같은 장기적 관점에서 어떠한 '배움'을 체험하고 싶은지, 그런 체험을 하려면 어떤 활동을 하고, 체험한 것을 어떻게 되돌아보고, 그로부터 어떤 인식과 관계성, 행동을 이끌어내려는지를 명확히 하는 것입니다.

즉, 이른바 '워크숍의 기승전결'에 해당하는 대략적인 흐름을 이러한 사고방식으로 검토하는 것이 중요합니다.

(3) 워크숍에 의한 감정 · 행동 변화 그리고 수용의 과정

워크숍의 흐름을 생각할 때에는 먼저 조직 · 집단의 구성원들의 생각, 감정, 행동이 변화하는 과정을 파악해야 합니다.

개인의 생각, 감정, 행동이 변하는 것과, 집단의 구성원들 중 대부분이 가지고 있는 생각, 감정, 행동이 변하는 것 사이에는 커다란 차이가 있습니다. 집단의 구성원들의 생각과 행동에 나타나는 변화는 집단이 공유하는 집단 규범의 변화를 의미하니까요. 따라서 워크숍이 만들어내는 집단의 변화에 대해 생각한다는 것은 곧 '무엇을 계기로 집단의 규범이 변하는가?', '그 과정에서 어떠한 변화가 일어나는가?'를 생각하는 것이기도 합니다.

① 집단의 규범이 변화하는 과정

워크숍의 창시자인 쿠르트 레빈은 집단의 규범이 변화하는 과정을 용해(unfreezing), 변화(moving), 재동결(refreezing)이라는 세 단계로 나누어 파악했습니다.[9]

용해의 과정은 그때까지 확실하게 굳어진 사고방식과 행동을 '녹여' 집단의 규범이 변화하도록 준비하는 단계입니다. 구성원 한 사람 한 사람이 변화의 필요성을 이해하거나, 인식과 행동을 변화시키기 위해 마음의 준비를 하거나, 그때까지 무의식적으로 이루어지던 사고방식과 행동을 의식적으로 바람직하게 하기 위한 준비를 말하는 것이지요. R. G. 하비록의 변화모델10)을 여기에 겹쳐보면, 용해의 과정이라는 것은 동료들과 새로운 관계를 형성하고, 그들과 더불어 해결해야 하는 문제가 무엇인가를 명확히 하면서, 그러한 문제를 해결하기 위한 다양한 자원을 얻을 때까지의 과정임을 알 수 있습니다(그림 2-8).

그림 2-8. 집단이 변화하는 과정

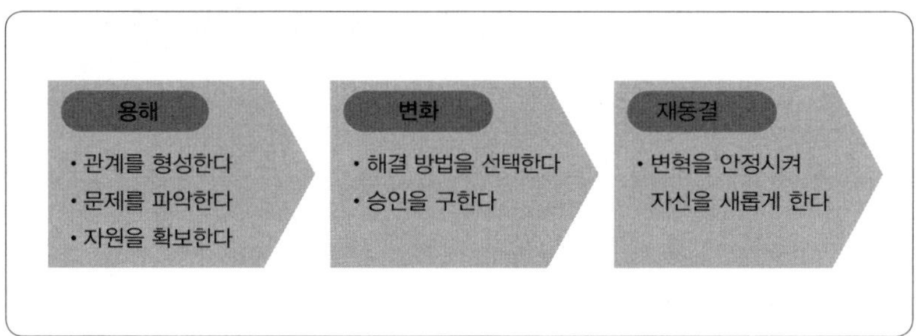

변화는 구성원 한 사람 한 사람이 새로운 사고방식과 행동을 받아들여 자신의 것으로 만듦으로써 이루어집니다. 이는 용해의 과정에서 밝혀진 문제를 해결하기 전에 다양한 해결 방법을 생각하고 시험하여 최종적인 방법을 선택하는 과정이지요. 새로운 사고방식과 행동의 바람직한 상태에 대해 다른 구성원들로부터 승인을 얻은 뒤, 다음 단계인 변화를 위한 안정화를 위해 땅 고르기를 하는 중요한 단계이기도 합니다.

구성원들이 받아들여 자신의 것으로 만든 변화라는 과정은 재동결이라는 과정에서 새로운 사고방식과 행동으로 '고정'되면서 정착해갑니다. 이 과정에서는 느끼는 방법이나 생각하는 방법이 단순히 바뀌는 것은 물론, 거기에서 생긴 새로운 행동 패턴도 명확해지지요. 그리고 이를 날마다 일의 일부로서 구성원들이 실행함으로써 색다른 사고 · 감정 · 행동의 패턴이 '당연'한 것으로 변화합니다. 그러니까, 변혁이 안정화되는 것이지요.

'용해, 변화, 재동결'이라는 표현을 사용하면 왠지 어렵게 느껴질지도 모릅니다. 그러나 서로를 처음 만나는 사람들이 많이 모인 파티에서 사회자가 하는 행동을 떠올려봅시다. 그러면 이것이 우리에게 매우 익숙한 '현장 만들기'의 흐름임을 알 수 있지요.

파티가 막 시작되었을 때 사회자는 처음 보는 사람들 간의 어색함을 풀려고(용해) 하지요. 그래서 여흥을 준비하거나, 모두에게 공통적인 화제를 던집니다. 그러면 참가자들 사이에서 서서히 관계가 형성되고, 어느새 그룹이 생기기 시작합니다. 사회자는 여기서 만들어진 대화의 흐름을 흐트러지지 않게 하려고 현장을 정비하거나, 대화의 내용에 귀를 기울이면서 개개인을 소개하기도 하고요. 또한 분위기를 띄우려고 새로운 사고방식을 제시하거나 행동을 바꾸어나갑니다(변화).

마지막에 사회자는 파티의 흐름을 되돌아보면서 처음 만난 사람들이 새로운 관계를 형성한 점과, 구성원들 간에 그때까지와는 다른 무엇인가가 생긴 것, 그리고 조직과 직장의 바람직한 상태를 형성하는 데 큰 영향을 주는 것(재동결)을 제시하면서 파티를 마칩니다.

여기서 사회자는 파티의 흐름의 마디마디에서 무슨 일이 일어나고, 그것이 구성원들 사이에서 어떠한 관계성이 되어 영향을 주는지, 그것이 계기가 되어 무엇이 만들어지는지 같은 변화 과정에 주목하지요. 그것이 바로 레빈이 말한 세 가지 과정이며, 하비록의 변화모델에 그려진 변화의 과정이라는 것입니다.

② 대화의 질이 변화하는 과정

레빈과 하비록이 주장한 변화의 과정 중 감정은 어떻게 변화할까요? 이에 대해 MIT 대학교의 부교수인 오토 셔머가 주장하는 '대화의 네 가지 현장'[11])이라는 사고방식을 참고로 검토해보고자 합니다.

오토 셔머는 집단에 새로운 지혜(**집단지성**, Collective Intelligence)*가 생기는 과정을 '대화의 네 가지 현장'*이라고 설명했습니다(그림 2-9). 대화의 네 가지 현장은, '전체적인 면과 부분적인 면 중 어느 쪽을 우선하는가?' 그리고 '과거를 재현하는가? 그렇지 않으면 미래를 창조하는가?'라는 관점에서 집단에서 이루어지는 대화의 성격을 의례(talking nice), 대립(talking tough), 탐구(reflective dialogue), 생성 (generative dialogue) 등 네 가지로 나누었습니다.**

그리고 집단지성이 만들어지는 과정에서 알파벳 U 자와 같은 형태로 대화의 성격이 변화합니다. 그러니까 사교적·의례적 대화로 시작하여 대립을 거친 뒤 자기 관찰에 의한 탐구를 한 후에, 새로운 미래의 가능성을 만들어가는 것이지요. 이 과정을 오토 셔머는 'U이

---

* 集團知性, 원문은 집단지集合知이다. 즉, 지적으로 보이는 행위를 집합적으로 행하는 개인들의 집합이다. _옮긴이 주

** 대화의 네 가지 타입은 아사티브Assertiveness(자기표현) 커뮤니케이션의 구조로 파악할 수도 있다. '의례'는 상대방을 우선하고 자신을 억제하는 커뮤니케이션, '대립'은 자신을 우선한 나머지 상대방에 대해 공격적이 되는 커뮤니케이션이다. '대립'은 자신과 상대방이 평등한 입장에서 자신의 권리를 행사하는 것이다. 그리고 '생성'은 서로의 이익을 '탐구'하는 아사티브한 커뮤니케이션을 거쳐 서로에게 이익을 줄 수 있는 새로운 가능성을 만들어간다.

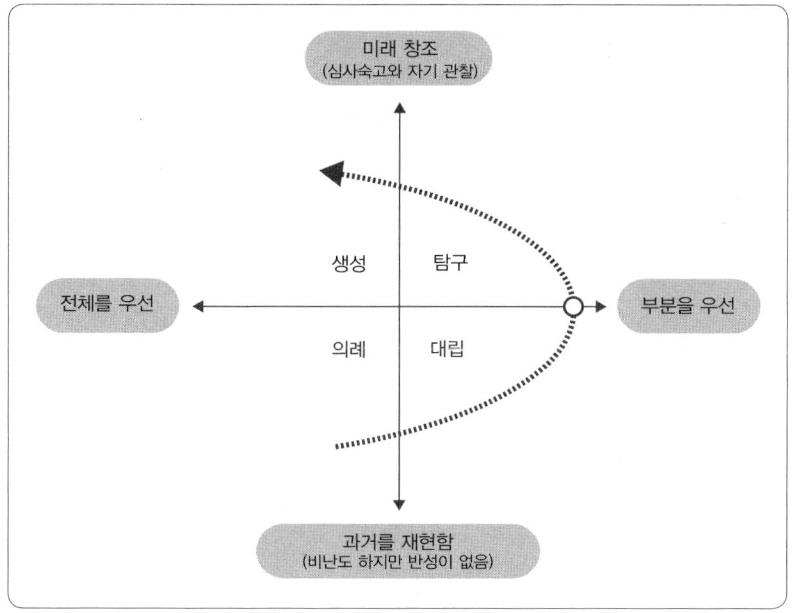

론'이라고 주장했고요.[12)]

처음 '의례'의 단계에서 사람들은 전체의 조화를 우선시하기에 업무나 관계에 별로 지장을 주지 않으며, 의미도 그다지 없는 의례적인 대화를 주고받습니다. 즉, 자신의 본심을 말하기보다 상대의 말에 귀를 기울이면서 본심을 파악하지요. 그러나 부분을 우선시하면서 자신의 입장을 분명하게 말하는 단계에 접어들면 대화의 성격이 '대립'으로 변화합니다. 그러니까 다른 의견을 말하거나, 반대 의견을 전함으로써 자신과 상대방의 사이에서 대립이 표면화하는 것이지요. 그래서 대화의 성격이 '대립'을 뛰어넘어 자기 관찰을 통한 '탐구'의 단계에 들어가려면 자신과 상대가 함께 전체의 일부라는 인식, 즉 '학습하는 조직'을 만들어내야 합니다. 즉, '보다 큰 전체와 연결된 감각'을 가지는 것이지요.

여기에서는 자신이라는 '부분'과 상대라는 '부분'이 함께 전체를 만든다는 인식하에서 대화(다이얼로그dialoge)가 이루어지지요. 그리고 대화를 계속함으로써 나와 상대방의 다른 점은 물론 공통점까지 이해하면서 자신의 입장을 생각하게 되고요. 또한 상대방의 이야기를 듣고 자기 자신을 되돌아봄으로써 새로운 가능성을 탐구할 수 있게 됩니다.

마지막의 '생성' 단계는 집단지성이 생기는 과정입니다. 대화(다이얼로그)를 통해 자신과 상대가 함께 '탐구'를 하는 것이지요. 이는 혼자서는 결코 생각해낼 수 없는 창조적인 생각과 행동이 집단지성으로 완성되는 단계이기도 합니다. 이 단계에서는 자신도 상대도 '전체'를 우선하는 사고방식을 가지게 됩니다. 그러나 그것은 결코 '부분'으로서 대립하는 것이 아니라, 자신과 상대라는 각각의 '부분'의 이익에도 부합하고, 전체의 이익을 지향하는 것이기도 합니다.

③ 집단의 규범, 대화의 질을 바꾸는 워크숍

앞서 방어적 사고와 건설적 사고가 조직에 미치는 영향에 대해 생각해봤던 것을 떠올려보시기 바랍니다. 방어적 사고의 근본에서는 예상하지 못한 사태가 일어날 가능성을 최소한으로 제한하기 위하여 표면적인 관계만 유지하거나, 사람에게 상처를 줄 가능성이 있는 정보를 숨기는 등 의례적 행동에 의한 감정·사고의 영향을 받습니다. 또한 예상하지 못했던 사태가 일어나면 상대를 꾸짖거나 서로를 믿지 못하는 인간관계가 형성되는 등 대립하는 식으로 조직에 영향을 미치지요. 이것은 마치 오토 셔머가 말했던 의례와 대립이라는 대화의 패턴과 같고, 근본적인 상황을 바꾸기 위한 행동을 하지 않은 채(반성하지 않고), 어떤 문제가 일어났을 때마다 구성원들 간에 대립이 일어나 서로에 대한 불신이 깊어지는(비난하며) 상황을 유지한다는 점에서 '과거의 일이 재현되는' 상황이 반복되는 경우라고 말할 수 있습니다.

이와 관련하여 건설적 사고가 일반화된 조직에서는 한 사람 한 사람의 주체성을 존중하면서 모두가 과제 해결에 몰두합니다. 결국 자기 관찰을 통한 탐구를 함으로써 항상 자신을 돌아보며, 조직 전체를 지켜보는 행동을 하면서 생산적인 대화를 하는 환경이 형성되는 것이지요. 건설적 사고에 의해 행동하는 조직은 '반성하지 않는 것'과 '비난에 기반을 둔 과거의 재현' 대신 심사숙고와 자아 성찰, 그리고 구성원들 사이의 건전한 상호작용을 통해 미래를 창조하는 힘을 기릅니다. 그러니까 의례에서 대립을 거쳐, 탐구를 하고, 생성에 이르는 대화의 성격의 변화 과정은 방어적 사고를 건설적 사고로 변화시키는 과정과 같다고 할 수 있습니다.

또한, 워크숍에서는 집단의 규범이 변화하는 과정도 의례·대립적인 관계에서 탐구로의 이행(용해), 탐구에서 생성으로의 이행(변화), 생성에서 생긴 새로운 감정·사고·행동의 일상화(재동결)로 파악할 수 있습니다.

이렇게 워크숍의 '기승전결'에 해당하는 커다란 흐름은 "용해, 변화, 재동결"이라는 과정을 통해 집단의 처음 규범을 변화시키고, 새로운 규범을 일상화하는 과정입니다. 그와 동시에 구성원들 사이의 대화의 성격을 '의례'에서 '대립'으로, 그리고 '탐구'에서 '생성'으로 변화시키는 과정이라고도 할 수 있겠지요.

워크숍은 모두 이렇듯 커다란 흐름을 실현하려는 구체적인 연구로 이루어집니다. 그러나 그것은 반드시 지켜야 하는 순서의 체계가 아니라, 어디까지나 잘 진행될 가능성이 높은 조합의 '참고 사례'인 것이지요. 따라서 워크숍을 진행할 때에는 이러한 커다란 흐름을 염두에 두고, 각 직장이나 조직의 상황에 맞춰 '대립적'인 대화를 '탐구적'인 대화로 변화시키기 위한 요소와 방법과 순서를 조합할 방법을 싶이 생각하면서 내용을 채워니기야 합니다.

(4) 퍼실리테이터에 필요한 것

워크숍은 사람이 사람을 변하게 하는 기법입니다. 그러니까, 워크숍의 프로그램 내용을 아무리 세심하게 검토하더라도 대화의 성격도 반드시 그만큼 변화한다거나 집단의 규범까지 달라지는 것은 아닙니다.

그래서 꼭 필요한 것이 퍼실리테이션facilitation 기술입니다. 퍼실리테이션은 '무언가를 촉진하는 것'입니다. 포지티브 매니지먼트를 위한 워크숍에서 대화와 협동의 현장 안에 있는 구성원들 사이의 대화의 성격을 의례적인 대화에서 대립으로, 그리고 탐구에서 생성으로 이행시키는 것도 퍼실리테이션인 셈이지요.

퍼실리테이션 과정에 개입하여 조정하는 사람을 퍼실리테이터 facilitator(협력자)라고 하지요. 퍼실리테이터에게 요구되는 것은 분위기의 흐름을 밖에서 조종하는 것이 아니라, 상대방의 이야기에 확실하게 귀를 기울이고(경청), 상대방에게 공감과 함께 효과적인 질문을 하여 이야기를 깊이 있게 이끌어내는 능력입니다. 그렇게 하려면 들리는 말소리에 단순히 주의를 기울이는 것은 물론, 말투나 표정, 태도와 같은 말 이외의 메시지(비언어적인 메시지)도 민감하게 파악해야 합니다.* 그리고 다양한 이야기들을 정리하고 연결하면서 넓혀감으로써 워크숍에 참가한 사람들에게 깨달음을 주어야 하고요. 이렇게 함으로써 조직 전체의 비전과 이념에 대한 합의를 형성하는 토대를 만드는 힘도 길러야 합니다.

그렇게 하려면 이야기의 흐름을 시각화 또는 구조화하여 표현함으로써 '워크숍에서 대화가 어떤 방향으로 나아갈지?' 그리고 '그 과정에서 무엇이 만들어질지?' 같은 생각을 참가자 전원이 공유하는 기반을 만드는 능력을 길러야 하지요. 그리고 마지막에는 참가자들이 창조적으로 합의를 이루고, 워크숍에서 배운 것을 확인하고, 행동을 계획하기 위한 명분을 결정하도록 지원해주는 능력도 갖춰야 합니다.

---

* 퍼실리테이터에게 필요한 기술에 대한 자세한 내용은 호리 기미토시가 쓴 《퍼실리테이션 입문》(일본경제신문사, 2004) 등을 참조했다.

퍼실리테이터에게는 이렇듯 워크숍이 직면한 상황에 따라 다양한 지식이나 기량이 필요하지요. 이러한 지식이나 기량의 대부분은 워크숍 현장의 흐름에 감응하는 힘에서 자연스럽게 생겨나는 사고방식이나 행동을 나중에 일정한 공식처럼 규정한 것입니다. 그렇기 때문에 앞서 언급한 '감정을 바꾸는 지적 훈련' 같은 실습을 통하여 퍼실리테이터 자신이 감정의 변화를 계기로 행동이 변하는 것을 충분히 경험한 뒤, 워크숍 현장의 분위기의 흐름에서 생겨나는 변화에 감응하는 힘을 길러야 합니다. 〈표 2-5〉에는 그러한 감응력을 기르는 데 필요한 자질이 정리되어 있습니다. 워크숍을 체험하는 것이 '머리는 물론 몸과 마음이 다 함께 느끼는 것'이라는 점과 마찬가지로, 퍼실리테이션을 위한 기량과 마음의 준비를 배우는 것은 워크숍

표 2-5. 퍼실리테이터에게 요구되는 열 가지 조건

1	주체적으로 그 장에 존재한다
2	유연성과 결단하는 용기가 있어야 한다
3	다른 사람의 시각으로 파악할 수 있도록 노력해야 한다
4	표현력이 풍부하고, 참가자의 말이나 행동에 명확하게 반응한다
5	평가하는 듯한 말은 하지 않아야 한다
6	과정에 개입하는 행동(것)을 이해하고, 필요할 때에는 실행할 수 있어야 한다
7	서로 이해하기 위하여 자기 개방을 솔선하여 할 수 있고, 개방성도 갖춰야 한다
8	친밀성이 있고 낙천적이어야 한다
9	자기의 잘못은 물론 모르는 것도 솔직하게 인정해야 한다
10	참가자들을 신뢰하고 존중한다

니시다 신야, 《체험학습법이란? – 야외교육지도자 독본》, 야외교육지도연구회, 1999

의 전체적인 흐름을 의식하면서 실제로 퍼실리테이션을 하는 가운데 몸에 익히는 것입니다.

워크숍의 전체적인 흐름을 의식하고, 앞서 언급한 경청이나 질문, 말하는 것의 구조화와 시각화 같은 기술을 실제로 사용하면서 유연성과 결단, 자기 개방(속마음을 털어놓는 것)과 낙천성, 그리고 자신에게 솔직하고 참가자를 존중하는 태도로 뒷받침이 된 '감응력'을 길러야 합니다. 물론 그것이 워크숍 현장의 흐름에 어떠한 영향을 미치는지를 직접 경험해보는 것이 무엇보다도 중요하지요.

4. 포지티브 매니지먼트의 계획과 실천

포지티브 매니지먼트를 계획하고 실천하는 것과 관련하여, 그 기본적인 흐름은 일반적인 관리 업무와 다르지 않습니다. 우선 과제를 분석하고, 목표를 세운 뒤 계획합니다. 그리고 세워진 계획을 구성원들끼리 공유한 다음 행동 목표를 실천하지요. 계획을 실천한 다음에는 그 계획을 평가하고, 유연하게 새로운 계획을 검토합니다.

〈그림 2-10〉에 나타낸 예에서는 준비에서 평가 · 재계획까지 15개월 안에 실시할 것을 제안했습니다. 1~3개월을 준비 기간, 4~12개월을 실시 기간, 그리고 다음 해 1~3월을 평가 · 재계획 기간으로 설정했지요.

(1) 목표 설정

포지티브 매니지먼트에 임할 때에는 업무 효율화, 비용 절감, 직원과 환자의 만족도 향상 같은 다양한 테마를 설정할 수 있습니다. 하지만 여기에서 중요한 것은 최종목표를 어디에 두는가 하는 점이지요.

예를 들면 "우발적 사고(사건 · 사고가 되기 전 문제) 건수를 감소시킨다"라든가 "○○를 할 수 있도록 한다"처럼 데이터와 구체적인 행동으로 나타낼 수 있는 목표는 물론, 그 결과 "어떻게 포지티브한 상태를 만들 것인가(만들고 싶은가)?"에 대해서도 검토해야 합니다.

실천을 하면서 목표도 정합니다. 〈그림 2-10〉에서는 실시 기간을 세 부분으로 나누었지요. 즉, 각각의 실시 기간에서 달성하고 싶은 과정의 목표를 설정하면 됩니다. 이렇게 하면 '최종적인 성과'로서의 목표는 물론, 성과를 올리는 과정에서 실현하려는 목표도 명확하게 하여 조직을 변화시키겠다는 방침을 분명히 할 수 있습니다. 아울러 포지티브한 조직 감정을 만들기 위해 구성원들이 무엇을 배우고 싶은가를 분명하게 표현하도록 만들 수 있습니다. 그리고 해당 과정의 목표를 명확히 함으로써 프로젝트를 실행하는 위원들이 자신의 직장에 이를 적용해나갈 때 각 단계에서의 직장 상황을 파악하

그림 2-10. 포지티브 매니지먼트의 계획과 실천

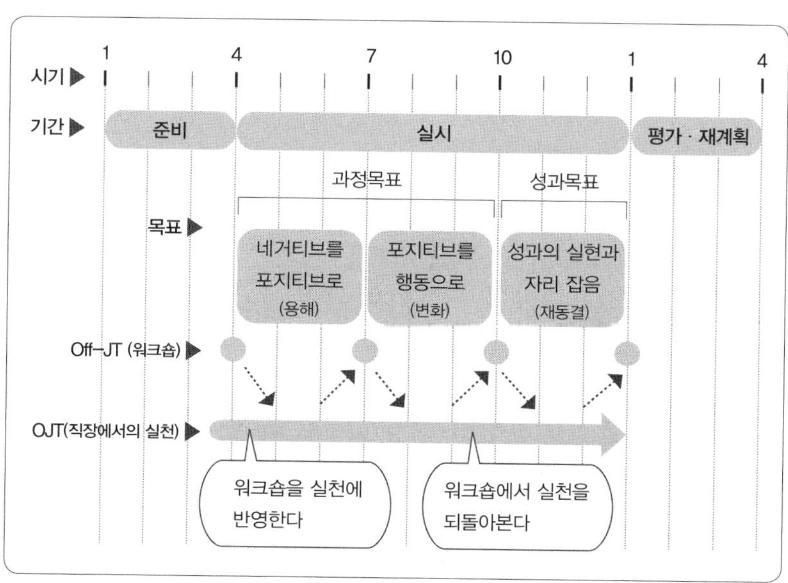

는 방법, 당면한 목표와 그 목표를 달성하기 위한 영향력의 기준도 설정할 수 있습니다.

맨 처음 기간의 목표는 구성원들끼리 새로운 관계를 형성하고, 포지티브한 분위기로 변화되도록 설정합니다(레빈의 '용해' 과정에 해당됩니다). 다음 기간의 목표는 구성원들의 포지티브한 분위기가 새롭고 구체적인 행동으로 이어지도록 설정합니다('변화' 과정에 해당됩니다). 맨 마지막 기간의 목표는 행동이 확실하게 현장에 자리를 잡았음을 보여주는 구체적인 성과로 설정합니다('재동결'에 해당됩니다).

프로젝트를 진행하면서 몇 번의 워크숍도 실시합니다. 처음 열리는 워크숍의 목적은 프로젝트를 시작하는 데 맞춰 구성원들의 생각이나 변화를 촉진하고, 이를 날마다 직장에서 실천할 수 있도록 반영하는 것입니다.

(2) 되돌아봄

두 번째 워크숍부터는 구성원들끼리 그 동안 직장에서 했던 실천을 되돌아봅니다. 그러면서 새로운 생각이나 행동으로 연결시키는 것을 목적으로 합니다. 마지막 워크숍에서는 프로젝트 기간 내내 직장에서 했던 실천을 되돌아보면서 활동을 더욱 지속적으로 확대하기 위한 방법을 생각합니다.

프로젝트의 목적이 목표 관리나 BSC(Balnce Scorecard, 균형성과기록표) 같은 구체적인 제도적 구조나 방법을 도입하는 것이라면, 초기 단계에서 그러한 시책을 시행하는 것과 관련된 의식을 공유하는 데 중점을 둔 워크숍을 진행합니다. 그 의식이란 '무엇을 위하여 목표 관리와 BSC를 도입하는지?', '이러한 활동으로 업무 활동을 어떻게 되돌아볼 수 있는지?', '이런 활동을 통해 어떤 상태를 실현하고 싶은지?' 등이지요.

이후에는 직장에서의 활동을 되돌아보면서 시책의 의미와 의의에 관한 이해를 깊이 할 수 있도록 워크숍의 내용을 검토해야 합니다.

(3) 포지티브 매니지먼트를 실천할 때의 유의 사항

실제로 포지티브 매니지먼트를 계획하고 실천해나가면서 준비하고 실시하며 평가한 뒤 재계획할 때 각 단계에서 유의해야 할 핵심 사항이 있습니다(표 2-6). 그중에서 가장 중요한 것은 과제를 설정할 때 결점이나 단점보다 강점과 잠재성에 눈을 돌리는 것이지요. 활동 과제를 설정하는 것은 '그대로는 의미가 없는, 확정되지 않은 상태'에 대해 '그것은 어떤 문제인가?'라고 묻는 식으로 의미를 부여하는 일일 뿐입니다.

조직의 상황에 무엇이 '부족하다' 혹은 '결함이 있다'는 식으로 의미를 붙이면, 그 목표는 '바람직하지 않은 상태를 없애는 것'이 됩니다. 그러나 조직에 존재하는 강점과 잠재성이 현재 상황에서 충분히

표 2-6. 계획하고 실천하는 과정의 내용과 유의 사항

	과정	내용	유의 사항
준비	**[과제 분석과 목표 설정]** • 과제 분석 • 자기 조직의 강점과 성공 사례를 되돌아봄 • 목표를 책정	• 포지티브 매니지먼트에서 활동 과제를 검토함 • 모범 사례를 찾아냄 • 달성해야 하는 목표를 명확히 함	• 단점이나 결점보다 강점과 잠재성에 눈을 돌림 • 데이터를 모을 뿐만 아니라 대화하면서 되돌아볼 수 있는 장을 만듦 • 성과목표는 물론 과정목표도 설정함
	[프로젝트를 추진하는 구성원을 선정하고 계획 입안] • 프로젝트를 추진하는 구성원 선정 • 실행 계획 입안	• 프로젝트 실행위원회의 구성원을 선정함 • 실행 계획 입안	• 실행위원회 구성원의 활동을 통해 무엇을 배우고 싶은지를 명확히 함 • 프로젝트를 추진하는 구성원 선정
실시	• 첫 워크숍 개최 • 각 직장에서 실천 • 진행 단계를 확인하고 되돌아보기 위한 워크숍을 개최 • 가 직장에서 실천 • 최종 보고 및 되돌아보기 위한 워크숍 개최	• 프로젝트의 취지를 구성원들에게 이해시키고 직장에서의 실천으로 이어지게 함 • 첫 워크숍에서 공유한 이념과 비전에 따라 실천하게 함 • 프로젝트의 진행 단계에서 확인과 되돌아보기를 위한 워크숍을 개최함 • 각 직장에서의 실천을 계속함 • 프로젝트 전체를 되돌아보는 워크숍을 개최함	• 프로젝트에서 달성하고 싶은 '상태'에 대해 이념과 비전을 공유함 • 실행위원회의 구성원들은 직장에서의 원활한 실천을 촉진하기 위해 직접적·간접적 지원을 함 • 진행 단계에서의 '각 상황'을 심사하기보다 각 직장에서의 활동을 구성원들 서로 승인할 수 있는 현장으로서 워크숍을 기획함 • 실행구성원의 지원으로 뉴스레터 같은 방법을 활용하여 각 직장에서의 실천 상황을 조직 전체가 공유하면서 계속 실천할 수 있도록 지원함 • 각 직장에서의 성과보고로 프로젝트 전체에서의 활동을 되돌아보고. 나아가서는 활동으로 연결함
평가와 재계획	• 평가 기준 검토 • 유연한 관점에서 재계획	• 프로젝트의 성과를 평가함 • 기준을 검토함 • 활동의 지속·확대·변경·수정 사항을 찾고 재계획을 실시함	• 성과목표는 물론 과정목표를 평가하는 기준에 대해서도 검토함 • 프로젝트의 평가와 재검토가 더블루프 학습으로 이어지도록 처음 계획의 전제와 배경에 대해서도 재검토하고, 구성원들의 주체적인 활동을 촉진할 수 있도록 유연하게 재계획함

발휘되지 않고 있다고 파악한다면, 해당 활동의 초점은 '아직 발견하지 못한 가능성을 실현하는 것'이 되겠지요. 이렇듯 과제를 '어떻게 설정하는가?'에 따라 '무엇을 실현하는가?'가 크게 좌우됩니다.

그리고 상황을 어떻게 인식했느냐에 따라 계획의 실시 기간도 많이 달라집니다. 일반적인 관리 업무에서는 이러한 계획은 1년이나 1년 반 정도의 기간이 필요하지요. 그러나 조직의 강점과 잠재성을 충분히 발휘시키는 목표를 실현하려면 3~5년이라는 장기간에 걸친 활동을 고려해야 할 수도 있지요.

또한 실행위원회의 구성원으로서 프로젝트에 관계해 얻을 수 있는 경험과 배움을 새로운 활동에서 살리려면, 여러 개의 프로젝트에 걸친 인재 육성이라는 장기적인 관점에서 계획을 짜야 하고요. 그렇다고 해서 반드시 이것을 계획에 명기할 필요는 없습니다. 하지만 장기적인 조직 개혁을 위한 활동의 일환으로서 계획을 짜는 것이 포지티브 매니지먼트에서는 매우 중요합니다.

5. 학습하는 조직, 즐기는 마음, 소셜캐피탈

조직의 '긍정도'를 측정하는 지표

포지티브한 감정을 기르고, 구성원들 사이의 관계성도 강화함으로써 조직의 행동을 변혁시키는 포지티브 매니지먼트에 임하려면, 무엇보다도 먼저 조직의 현재 상황을 파악해야 합니다. '내 직장과 조직 전체에 포지티브한 조직 감정이 얼마나 있는가?' 그리고 '포지티브한 조직 감정이 어떻게 구체적인 행동으로 연결되는가?' 등을 자세히 알면 포지티브 매니지먼트의 초점을 어디에 맞추어야 좋을지를 알게 되지요.

이 제5절에서는 그러한 판단을 하는 데 도움이 되는 조직의 '긍정도'에 관한 지표를 소개합니다. 다음에 나타낸 〈조직의 '긍정도' 지표〉(표 2-7)는 후쿠시마 자치연수센터의 오노데라 데츠오 객원교수가 만든 '학습하는 조직의 열 가지 요소 모델'[13]을 모델로 삼아 작성한 지표입니다.

'학습하는 조직의 열 가지 요소 모델'은 피터 센거가 주장하는 '학습하는 조직의 다섯 가지 요소 모델'에 포지티브한 사고, 유머와 즐기는 마음, 소셜캐피탈Social-Capital(사회적 자원), 임파워먼트empowerment(권한 나눔), 코칭 등 다섯 가지 요소를 추가한 것입니다. 즉, 시스템 사고를 중심으로 하는 요소들을 더하여 포지티브한 감정의 역할과 구성원들과의 연결, 나아가서는 구성원들의 주체성을 존중하고 코칭을 통한 포지티브한 감정을 양성하는 요소도 동시에 갖춘 이 지표는, 포지티브 매니지먼트로 행동할 때의 지표로 활용할 수 있습니다.

〈표 2-7〉은 '학습하는 조직의 열 가지 요소 모델'의 각 요소에서 각각 세 개 항목을 고른 뒤, 개인·관계·조직 등 세 가지 단계로 분류한 것입니다. 이는 원래 자치단체의 직원들을 위해 만든 지표의 문구를 적절하게 수정한 것이지요. 개인·관계·조직 등 각 그룹 내의 각 항목은 포지티브한 조직 감정을 나타내는 지표로 시작한 뒤, 포지티브한 감정에 의해 지탱되는 행동을 나타내는 지표로 끝나도록 이루어져 있습니다.

포지티브 매니지먼트의 과제를 설정하는 단계에서 이 지표를 근거로 조직 구성원들에 대한 설문 조사를 실시하면, 현재 조직의 '긍정도'를 측정할 수 있습니다. 각 설문 조사 결과를 검토할 때 중요한 점은, 모든 항목에서 높은 점수를 받았는지가 아니라, 개인·관계·조직 관련 각 그룹의 항목에 대해 '포지티브한 감정은 생기지만 행동으로 이어지지는 않는다'라든가 '행동은 하고 있는데 반드시 포지티브한 감정에 의해 지탱되는 것은 아니다'와 같은 관점에서 결과를 분석하는 것입니다.

이 장에서는 '포지티브한 조직 감정이란 무엇인가?' 그리고 '구성원들이 목표를 달성하려고 하는 바, 사고방식을 공유하면서 어떠한 감정적 변화가 일어나며, 그것이 조직 행동에 어떠한 영향을 미치는

표 2-7. 조직의 '긍정도' 지표

유머와 즐기는 마음					
개인의 자세					
직장의 구성원들은 무슨 일을 맡더라도 즐겁게 연구한다	1	2	3	4	5
직장의 구성원들은 사람들을 웃기거나 즐겁게 하는 것을 좋아한다	1	2	3	4	5
직장에는 분위기를 활기차게 해주는 동료가 있다	1	2	3	4	5
플러스 사고					
직장의 구성원들은 언제나 사물의 좋은 면을 본다	1	2	3	4	5
직장의 구성원들은 무슨 일이 일어나도 뛰어넘을 자신감을 가지고 있다	1	2	3	4	5
직장의 구성원들은 실패한 일을 되살릴 수 있다	1	2	3	4	5
가치관·행동의 유연함					
직장의 구성원들은 자신이 일을 하는(하는 일의) 방식이 비판을 받게 될 것 같더라도 방어적이 되지 않도록 신경을 쓰고 있다	1	2	3	4	5
직장의 구성원들은 낡은 사고방식과 방법에 항상 도전하고 있다	1	2	3	4	5
직장의 구성원들은 직장을 변화시키려면 먼저 자신이 변화되어야 한다고 생각한다	1	2	3	4	5
자아실현을 위한 노력					
직장의 구성원들은 정해진 일을 할 때에도 반드시 한 번씩 다시 생각하고 행동한다	1	2	3	4	5
직장의 구성원은 자기(자아)성장을 위한 어떠한 활동이나 학습도 한다	1	2	3	4	5
직장의 구성원들은 이상적인 상태를 추구하기 위하여 개선과 노력을 지속적으로 하고 있다	1	2	3	4	5

구성원들 간의 관계					
서로를 존중하는 태도					
직장에서는 친한 동료들끼리 서로 자유롭게 이야기할 수 있는 분위기가 조성되어있다	1	2	3	4	5
직장에서는 서로를 인간으로서 존중해주고 있다	1	2	3	4	5
직장에서는 구성원들이 자발적으로 서로 협력하고 있다	1	2	3	4	5
서로에게서 배우는 자세					
직장의 구성원들은 '함께 배우는 팀'의 일원이라고 느끼고 있다	1	2	3	4	5
직장의 구성원들은 서로 돕거나 가르쳐주고, 정보를 공유하려고 노력하고 있다	1	2	3	4	5
직장의 구성원들은 직장 안에서 같은 문제의식을 공유하려고 시도한다	1	2	3	4	5
배움을 심화시키기 위하여 서로 관계 맺기					
직장에서는 진정한 자신을 안심하고 드러낼 수 있다	1	2	3	4	5
직장에서는 지시·명령을 하기보다는 오히려 묻고, 본인이 스스로 생각할 수 있도록 지원해주고 있다	1	2	3	4	5
직장에서는 상대의 개성과 강점을 인정하고, 펼치게끔 하고 있다.	1	2	3	4	5

업무를 맡기는 자세					
직장에서는 업무의 내용과 방법을 어느 정도 스스로 결정할 수 있다	1	2	3	4	5
직장에서는 구성원 한 사람 한 사람이 자주적인 판단을 하게끔 분위기를 조성하고 있다	1	2	3	4	5
직장에서는 최고 간부가 구성원에게 업무를 맡기는 방침을 가지고 있다	1	2	3	4	5

조직 전체가 관점을 공유					
조직의 비전을 공유					
직장에서는 구성원이 꿈과 비전을 가지고 일하고 있다	1	2	3	4	5
직장의 구성원들은 가치관과 비전을 공유할 기회가 있는 행사에 꼭 참가하려고 한다	1	2	3	4	5
직장의 구성원들은 모두의 생각을 하나로 통일하기 위해 활발한 커뮤니케이션을 해야 한다고 보고 있다	1	2	3	4	5
조직 전체의 관점					
직장의 구성원들은 자기 자신도 전체의 변화와 관련이 있다고 본다	1	2	3	4	5
직장의 구성원들은 직장에서 무슨 문제가 일어났더라도 그것은 직장 전체 및 조직 전체의 영향에 의해 일어났다고 본다	1	2	3	4	5
직장의 구성원들은 자신의 작은 행동이 직장 전체를 바꿀 수 있다고 본다	1	2	3	4	5

가?'를 검토했습니다.

감정은 학습에 영향을 주고, 그것은 또한 조직 행동의 바람직한 상태를 좌우하지요. 그래서 포지티브 매니지먼트에서는 워크숍이 큰 역할을 합니다. 그러니까 조직 구성원들 각각에 대해, 자신이 지금 여기서 무엇을 느끼는지에 대해 관심을 가지게 하고, 구성원들끼리 '우리는 동료다'라는 마음으로 이어지게 하는 것이지요. 그런 가운데 감정과 행동, 그리고 구성원들 사이의 관계성과 조직 행동, 각 개인과 조직이 목표로 삼고 있는 가치와 이념에 대한 배움에 더욱 깊이를 더해야 하는 것이지요.

또한 워크숍의 성패는 퍼실리테이션의 바람직한 상태로부터 많은 영향을 받습니다. 사람들이 모이는 장소의 분위기를 이해하고, 각 단계에서 적절한 분위기를 조성하여 서로 대화하거나 역할을 분담하도록 하지요. 그런 과정에서 내면의 자신감과 연대감을 통해 '사람이 사람을 바꾸는' 상호작용이 일어납니다. 그런 일이 이루어지려면 관리자 자신도 조직 구성원들 중 한 사람으로서 분위기의 흐름을 따르고, 거기에 공명을 일으킬 수 있는 '감응력感應力'을 키워야 합니다.

포지티브 매니지먼트는 조직 감정과 조직 행동의 관계를 지식은 물론 자기 자신의 일로서 '느끼는' 힘에 의해 지탱되는 조직 관리로서의 노력입니다. 그렇기 때문에 방법과 순서를 정해진 대로 반복하기보다, 분위기의 흐름에 민감하게 반응하면서 다양한 방법을 유연하게 활용할 수 있는 힘도 필요하지요. 제3장에서는 포지티브 매니지먼트에 도움이 되는 방법을 소개하고, 이것을 목적에 따라 활용하기 위한 방법에 대해 검토하고자 합니다.

참고 문헌

1) B. 프레드릭슨 지음, 우에키 리에 감수, 다카하시 유키코 옮김, 《포지티브한 사람만이 잘 나가는 3:1의 법칙》, 일본실업출판사, 2010

2) P. M. 센게 지음, 에다히로 준코, 오다 리이치로, 외 옮김, 《학습하는 조직 : 시스템사고로 미래를 창조한다》, 에이지출판, 도쿄, 2012

3) C. Argyris, D. Schon : Theory in Practice : Increasing Professional Effectiveness. Jossey-Bass, San Francisco, 1974

4) M. A. 뉴먼 지음, 데지마 메구미 옮김, 《간호론 : 확장하는 의식으로서의 건강》. 의학서원, 1995

5) H. 민츠버그 지음, DIAMOND 하버드 · 비즈니스 · 리뷰 편집부-편집 옮김, 《H. 민츠버그 경영론》, 다이아몬드사, 2007

6) D. A. 숀 지음, 야나기사와 쇼이치, 미와 겐지 감수 옮김, 《성찰적 실천이란 무엇인가? : 프로페셔널 행위와 사고》, 봉서방출판, p.40

7) 나카노 도시오, 《워크숍》, 이와나미서점, 2001, p.14

8) 기노시타 이사무, 《워크숍 : 주민이 주체인 마을 만들기의 방법론》, 학예출판사, 2007, p.33

9) K. 레빈 지음, 이노마타 사토루 옮김, 《사회과학에서 장의 이론 증보판》, 성신서방, 1979

10) Havelock R. G. : The Change Agent's Guide to Innovation in Education. Educational Technology Publications, NJ, 1073

11) Scharmer C. O. : "Four Fields of Generative Dialogue", in Generative Dialogue Course Pack, Massachusetts Institute of Technology, Cambridge, MA, 2003

12) C. O. 셔머 지음, 나카도 이료, 유사 미카코 옮김, 《U이론 - 과거와 편견에 사로잡히지 않고 진정 필요한 '변화'를 만들어내는 기술》, 에이지출판, 2010

13) 오노데라 데츠오, 엔도 데츠야, 《새롭게 학습하는 조직 모델의 구축과 그 검증 : 자치단체에서 학습하는 조직 만들기 활동으로서의 OJL 연수 결과, 산업 · 조직심리학회 제23회 대회 발표논문집》, 2007, PP.75-78

제 3 장

다양한 방법을 유연하게 조합하는 관점
포지티브 매니지먼트의 기법

이 장에서는 포지티브 매니지먼트에 활용할 수 있는
조직 개발 기법을 소개합니다. 여기에서 소개하는
'월드카페world-cafe'와 'AI' 같은 조직 개발 기법은 각각
독립적으로 완성되었지요. 하지만 제2장에서 검토했던 관점으로
다시 보면 사실은 공통적인 문제의식에서 시작한다는 사실을
알 수 있습니다. 각 기법의 공통점과 본질적인 차이를 이해하고
포지티브 매니지먼트의 어느 단계에서 어떻게
활용할 수 있는가를 생각해보고자 합니다.

1. 조직 개발 기법의 특징을 확인하는 관점

이미 많이 개발된 조직 개발 기법들을 포지티브 매니지먼트에 활용할 수 있습니다. 그러나 포지티브한 조직 감정을 기르고, 주체적인 행동을 촉진한다는 점에서 각각의 방법에 어떠한 특징이 있는가를 정확하게 이해한 뒤 이용해야 합니다. 그리고 포지티브 매니지먼트의 일부로 적용한다면 각 기법의 장점과 단점도 미리 파악해두어야 하지요.

여기에서는 제2장에서 소개한 두 가지 과정과 세 가지 단계라는 관점에서 다양한 기법을 비교·검토해보려고 합니다. 네거티브한 감정을 포지티브한 감정으로 변화시키는 작용과, 포지티브한 감정을 가진 상태에서 포지티브한 행동을 촉진하는 작용이 각각의 기법에 어떻게 포함되어 있고, 이러한 연구가 개인·관계·조직의 어느 단계를 위한 것인지를 고찰함으로써 다양한 방법의 공통점과 차이점을 확실하게 파악할 수 있을 것입니다.

① '보다 큰 관계'를 회복하는 홀시스템 어프로치

여기에서 소개하는 월드카페나 AI, 퓨처서치future-search는 일반적으로 홀시스템 어프로치hole-system approach라고 합니다. 이는 조직이라는 전체 시스템과 관계를 맺고, 가능한 한 많은 관계자를 모아 대화하는 집회를 의미하기도 하지요. 예를 들어, 의료기관에서라면 의사, 간호사, 검사기사, 의료사회복지사, 사무직원과 같은 병원의 직원들과 환자들 및 그 가족들, 지역 주민들, 그리고 보험·간병·복지와 관련된 행정담당자들과 직원들 등, 조직이라는 전체 시스템을 구성하는 모든 관계자들을 모아, 조직의 과제와 바람직한 방향에 대해 대화와 토론을 계속하는 방법이지요.

　제2장에서 검토한 것처럼 아무리 의식하고 배제하려고 해도 조직에는 필연적으로 방어적 사고를 촉진하는 큰 힘이 작용합니다. 즉, '보다 큰 전체와 연결되어 있는 감각'을 살리고, 환경 변화에 유연하게 대응할 수 있는 새로운 사고방식과 행동을 만들어가기 위해 평소에 만나는 구성원들과 동료들, 업무와 관련된 구성원 등 동료들을 모으는 것만으로는 부족하지요. 홀시스템 어프로치는 매일 업무 중에 만날 기회는 적으면서도 업무와는 깊은 연관이 있는, 즉 간접적으로 큰 영향을 주고받는 관계자들과 동료들을 모아 대화와 협력을 깊이 있게 이루어가는 것을 말합니다. 그렇게 함으로써 다양한 입장과 이해관계, 관점이 상호 관련된 조직이라는 현실을 재인식하는 것이지요. 동시에 자신이 담당하는 일의 의미와 의의를 되돌아보고, 더블루프 학습을 심화시킬 수도 있고요.

　포지티브 매니지먼트는 대개 병동과 간호 부서 내에서 이루어지는 활동으로서 시작됩니다. 그 연장 선상으로서 포지티브 매니지먼트를 활용하여 병원과 지역이라는 보다 큰 관계에 대응할 수도 있다는 사실을 지금부터 소개하는 방법으로 확인하시기 바랍니다.

2. 월드카페

월드카페world-cafe는 1995년에 애니타 브라운과 데이비드 아이작스가 '우연히 발견한' 대화법입니다. 두 사람은 세계 각지에서 지적 자본 경영 전문가 20여 명을 자택으로 초대하여 대화하는 기회를 마련했지요. 편안한 분위기에서 건설적인 대화를 하는 데 필요한 다양한 상황을 만드는 방법을 연구한 결과, 창조성이 넘치는 대화의 장이 마련되었지요. 그것이 바로 월드카페인 것입니다.

(1) 목 적

월드카페가 목표로 하는 것은 우선 무엇보다도 편안한 분위기에서 다양한 구성원들이 자유롭게 의견을 주고받을 수 있는 상황을 만드는 것입니다. 그렇게 함으로써 날마다 하는 일에 대한 생각을 바꾸고, 구성원 간의 관계도 바꾸고, 최종적으로는 구성원들 각자의 행동을 바꿀 '계기'를 만드는 것이지요. 참가자 전원의 합의를 이루어내거나, 과제를 해결하거나, 행동 계획을 짜는 것은 결코 월드카페의 목적이 아니지요.

월드카페는 구성원들 간의 협력을 억누르는 듯한 감정이라든가 생각을 풀어줌으로써, 누구라도 자유롭게 의견을 이야기할 수 있는 분위기를 조성하지요. 그럼으로써 구성원들 개개인이 자기 자신을 되돌아보고, 서로의 관계를 강화하고, 미래의 비전을 공유하게 됩니다. 그것이 바로 월드카페의 목적인 것이지요.

(2) 표준적인 흐름

〈그림 3-1〉에 월드카페의 표준적인 흐름을 나타냈습니다. 월드카페의 특징은 구성원들의 조합을 바꾸면서 소그룹을 이루어 대화를 반복한다는 점이지요. 맨 처음에는 네다섯 명으로 구성된 소그룹을 네 개 이상 만듭니다.* 그리고 질문에 따라 테마를 탐구하는 대화를 20~30분 동안 진행한 뒤, 자리를 바꿉니다.

자리를 바꿀 때에는 각 테이블에 한 명을 남기고서 새로운 테이블로 이동합니다. 새로운 구성원이 모이면 각 테이블에 남은 한 명이 그때까지 이루어졌던 대화의 요점을 설명합니다. 그 후 다음 구성원들끼리 두 번째 대화를 20~30분 정도 계속합니다. 이것이 끝나면 구성원들은 처음의 테이블로 돌아가 두 번째 대화에서 얻은 지식과 아이디어, 깨달음을 토대로 세 번째 대화를 시작하지요.

마지막에 전원이 세 번에 걸친 대화를 되돌아본 뒤 전 과정에서

---

* 월드카페는 16명 이상의 참가자가 있으면 진행할 수 있다. 참가자들을 조합할 때 여유를 가지기 위해서라도 참가자 수는 40명 이상이 바람직하다고 알려져있다.

해낸 발견이나 깨달음을 공유하고 마칩니다. 월드카페의 참가자가 15~20명 정도이면 전원이 둥글게 둘러앉아 한 사람 한 사람의 의견을 말할 수 있습니다. 참가자 수가 많거나 시간적 제약이 있다면 각자가 용지에 기입한 사항을 사회자가 소리를 내어 읽어줍니다. 그럼으로써 참가자들은 생각한 것과 느낀 것을 종이에 적는 등 다 함께 공유하기 위한 준비를 해야 하지요.

그림 3-1. 월드카페의 표준적인 흐름

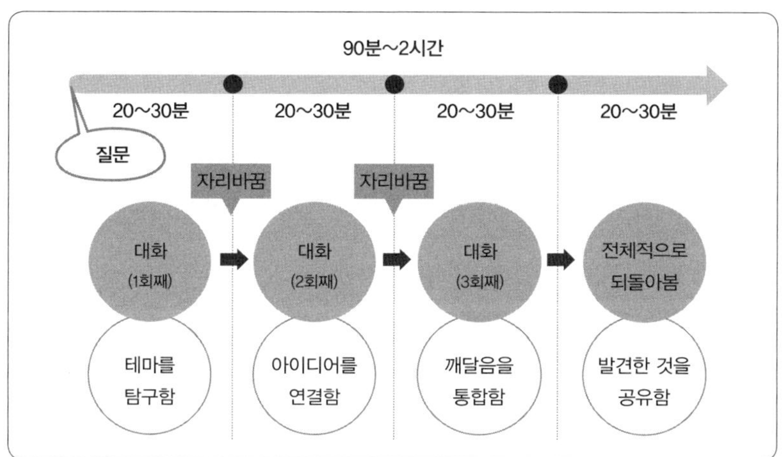

가토리 가즈아키, 오오카와 히사시 지음, 《월드카페를 하자!》, 일본경제신문출판사, 2009, P.59를 기초로 작성함

① 시간 설정과 질문 설정

보통, 월드카페는 90분에서 2시간 정도의 시간이 필요합니다. 이러한 경우에는 각 회마다 대화 시간을 20~30분으로 설정합니다. 대화하는 테마와 월드카페 전체를 위한 시간에 맞춰 10~20분 정도로 단축하는 것도 가능합니다.

또한 월드카페에는 하나의 '질문'에 대해 세 번에 걸친 대화를 한다는 조건이 있습니다. 그러나 자리를 바꾼 다음 새로운 구성원들끼리 대화하기 전에 다른 질문을 하는 것도 가능합니다. 아울러 몇 개의 질문을 하는 경우에는 질문에 연관성이 있도록, 그러니까 처음의 대화가 다음 대화로 이어지도록 연결 고리를 만드는 등 질문을 어떻게 구성할 것인지를 생각하는 것이 포인트입니다.[*]

Q-1. 이상적인 간호사란 어떤 간호사인가? (일반적인 미래상)

Q-2. 그곳에서 구성원들은 어떻게 일하는가? (미래에서 구성원들의 구체적인 행동)

Q-3. 그곳에서 자신은 무슨 역할을 담당하는가? (미래에서 자신의 구체적인 행동)

라는 식이지요.

(3) 카페 에티켓

월드카페에서는 참가자가 지켜야 할 규칙(카페 에티켓)이 있습니다 (표 3-1).

---

[*] 월드카페에서 질문하는 법에 대해서는 〈참고 문헌〉 1) P. 81-98을 참조.

표 3-1. 카페 에티켓

① 질문에 의식을 집중시키고 이야기한다.
② 자신의 생각을 적극적으로 이야기한다.
③ 이야기는 짧고 간결하게 한다.
④ 상대의 이야기에 귀를 기울인다.
⑤ 다양한 아이디어를 연결한다.
⑥ 한 번만 읽어도 바로 이해할 수 있도록 기록한다.
⑦ 즐기듯이 낙서하거나, 그림을 그리면서 대화를 즐긴다.

가토리 가즈아키, 오오카와 히사시 지음, 《월드카페를 하자!》, 일본경제신문출판사, 2009, P.78을 인용했으며 일부 수정함

① 적극적으로 간결하게 이야기한다

월드카페에서는 바람직한 미래의 모습(예: 5년 후 간호사는 어떻게 되었으면 하는가?)과 이상을 실현하기 위한 방법(예: 팀 의료를 실현하기 위해 간호사가 할 수 있는 일은 무엇인가?), 현재의 행동의 의미(예: 간호사로서 일한다는 것의 의미는 무엇인가?) 같은 구체적인 질문을 하면서 대화합니다. 그렇기 때문에 참가자는 질문에 의식을 집중시키고서 적극적으로 간결하게 이야기해야 하지요.

② 다른 사람의 이야기를 방해하지 않는다

또한 다른 사람의 이야기에 귀를 기울이고, 다양한 아이디어를 연결해야 합니다. 이때에는 누군가가 하나의 이야기를 시작하고 끝낼 때까지 다른 구성원이 그의 이야기를 방해해서는 안 됩니다. 그러기 위해 각 테이블에 작은 동물인형이나 공기, 루빅큐브Rubik's Cube(정육

면체 장난감) 같은 소품을 놔둡니다. 그리고 소품을 가지고 있는 사람만이 발언할 수 있다는 규칙을 세웁니다.

③ 한 번만 읽어도 바로 이해할 수 있도록 기록한다

또한 월드카페는 새로운 발상이나 아이디어 등을 연결하기 위한 연구의 일환으로서 자유롭게 '낙서'하는 것을 권장하고 있습니다. 그래서 이야기를 듣고 있는 누구나 테이블 위에 펼쳐진 모조지에 자유롭게 키워드를 쓰거나 그림을 그릴 수 있지요. 그 과정에서 구성원들 모두가 보기에도 즐겁게, 그러면서도 이야기 흐름의 연결을 직감적으로 알 수 있도록 기록합니다(그림 3-2). 이렇게 하면 자리바꿈을 한 뒤에도 새로운 구성원들은 바로 전 구성원들이 그때까지 활기차게 이야기했던 모습을 자기 눈으로 직접 파악하면서 쉽게 상상할 수 있지요.

그림 3-2. 키워드의 연결을 자유로운 '낙서'로 나타낸다

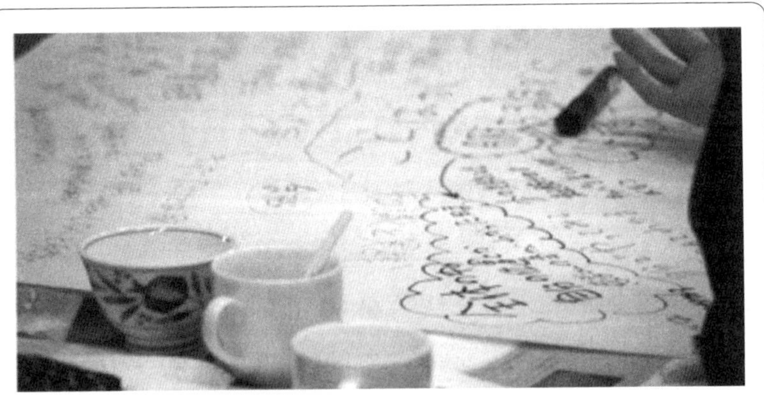

쇼바라 적십자병원의 프리셉터 교육에서 월드카페의 모습

(4) 특 징

제2장에서 검토한 포지티브 매니지먼트의 두 가지 과정과 세 가지 단계의 관점에서 보면, 월드카페의 목적은 개인·관계·조직 각각의 단계에서 네거티브한 감정을 포지티브한 감정으로 변화시키는 것이라고 이해할 수 있습니다(그림 3-3).

① 포지티브한 감정을 촉진한다

자리를 바꾸면서 대화하는 월드카페의 방식은 정해진 구성원인 동료들끼리만 대화하는 경우와 달리 기분을 전환시키는 효과가 있습니다. 또한 자리를 바꾸면 솔직한 발언을 억누르는 방어적인 마음이 누그러지고, 자유롭게 창조적으로 나아가서는 포지티브한 대화를 나누게 됩니다.

자리를 바꾸면서 대화를 깊이 있게 하는 것은 개인이 품은 네거티브한 감정을 포지티브한 감정으로 전환시켜주며, 구성원 간의 소통도 포지티브하게 변화시키지요. 즉, 네거티브한 감정을 증폭시키는 어둡고 답답한 대화의 흐름이 월드까페에서 포지티브한 대화를 주고받음으로써 보다 더 포지티브하고 적극적인 방향으로 변하되는 것입니다. 이는 물론 구성원들끼리의 관계도 보다 더 포지티브하고 적극적인 방향으로 이끌어줍니다.

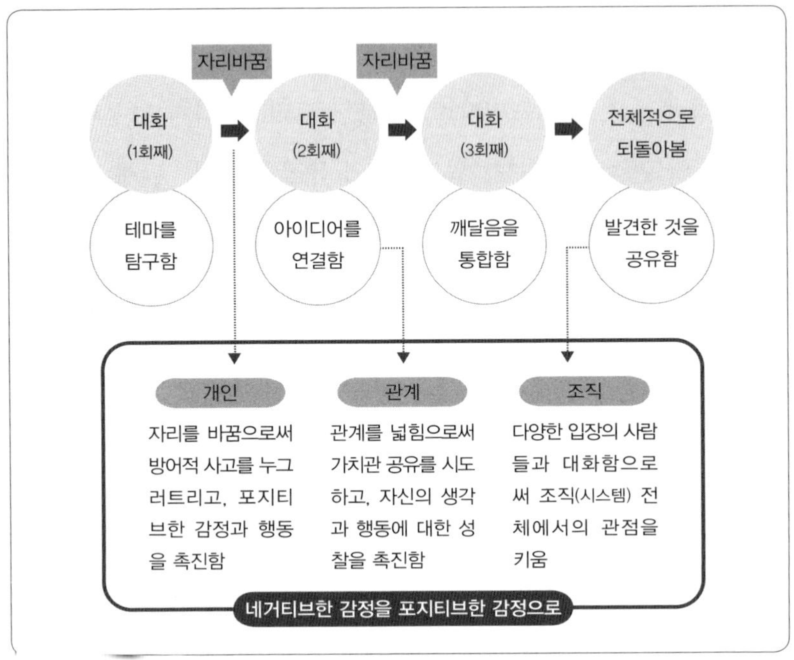

② 더블루프 학습이 심화된다

평소 직장 동료들끼리 대화하다 보면 자신도 모르게 그만 네거티브해지는 경향이 있지요. 이런 '평소의 것과 같은 문제'도 다른 구성원들과 대화하는 등 포지티브한 분위기에서는 해소되지요. 그러면 새로운 아이디어를 만들어낼 수 있습니다. 아울러 대개 무의식적으로 하던 싱글루프 학습에서 깨달음을 촉진함으로써 구성원들끼리 대화하는 가운데 더블루프 학습을 더욱 깊게 할 수 있지요. 그리하여 새로운 생각과 행동을 하게 됩니다.

③ 조직의 복잡함을 파악하는 데 도움이 된다

마지막에는 전반적으로 되돌아봅니다. 그러다 보면 다양한 입장에 놓인 구성원들이 품고 있는 다양한 감정과 의견에 익숙해지지요. 그러면 관계자들 사이의 복잡한 관계에서 이루어진 시스템 전체의 존재를 실감할 수 있을 것입니다. 그리고 이에 따라 조직 전체의 행동을 포지티브한 방향에서 파악할 수 있지요.

(5) 포지티브 매니지먼트에 활용하는 핵심

월드카페는 웬만해서는 포지티브한 감정을 가지고 있지 않은 구성원 개개인의 인식을 포지티브하게 바꿔줍니다. 또는 지금까지 서로에게 무관심했던 조직 내외의 관계자들이 협력하여 새로운 프로젝트를 추진하게 함으로써 관계를 강화시킬 수 있지요. 진취적인 태도를 갖추게끔 할 수도 있고요.

① 월드카페의 성과를 포지티브한 행동으로 연결한다

월드카페는 다양한 장점을 지녔습니다. 한편으로는 "월드카페를 진행할 때에는 분위기가 크게 고조되었으나, 월드카페가 끝난 뒤에는 이전으로 되돌아갔습니다" 같은 의견도 있었습니다. 이러한 상황이 나타나는 커다란 요인 중 하나는, 월드카페가 진행되면서 생긴 포지티브한 감정을 구체적인 행동으로 연결하는 활동이 부족했기 때문임을 깨달았지요.

앞서 언급한 바와 같이 월드카페의 목적은 전원이 합의를 이루거나, 과제를 해결하거나, 행동 계획을 설정하는 것이 아닙니다. 네거티브한 생각과 감정을 누그러트리고, '건설적 사고'를 촉진하는 것이 월드카페의 목적이지요. 그렇기 때문에 월드카페에서 만들어진 '건설적 사고'를 이용하여 무엇을 실현할 것인가를 생각해야 합니다. 즉, 월드카페가 끝난 뒤의 방침을 관리자가 명확하게 생각해두지 않으면, 애써 고조되었던 감정을 구체적인 행동으로 연결시킬 기회를 잃어버릴 가능성이 있습니다.

월드카페에서 고조된 감정을 구체적인 행동으로 연결시키기 위한 기법이라는 것도, 지금까지 고민해왔던 것들을 포기하고 원점에서 다시 검토한다는 뜻은 아닙니다. 예를 들면 BSC(Balanced Score Card, 균형성과기록표), 목표 관리, 포트폴리오처럼 기존에 사용하던 방법을 도입하기 전, 또는 이러한 방법을 일정 기간 동안 실천한 뒤 월드카페를 진행하는 것이지요. 즉, 월드카페를 열어 포지티브한 감정을 양성하면, 이는 곧 포지티브한 행동으로 연결될 수 있지요. 월드카페를 포지티브 매니지먼트에 활용하는 데 있어서 포인트는, 이 기법이 포지티브한 감정을 촉진하는 과정에 도움이 된다는 점을 이해하는 것입니다. 아울러 여기서 길러진 포지티브한 감정을 포지티브한 행동으로 연결시키기 위한(월드카페와는 별도로) 활동과 어떻게 조합시킬지를 검토하는 것이지요.

3. 액션러닝(질문 회의)

(1) 목 적

　액션러닝Action-Learning은 미국 조지 워싱턴 대학의 마이켈 J. 마고드 교수가 제안한 조직학습법[2]입니다. 이는 실제 문제를 정해진 시점까지 해결하기 위한 과정으로, 개인과 팀과 조직이 각각의 단계에서 질문(questioning)과 성찰(reflection) 그리고 현장 적용(action)을 하는 과정을 통해 학습을 심화시키는 활동이지요. 이 활동의 목적은 리더십 개발과 팀 편성, 학습하는 조직 만들기 등 다양한 목표를 달성하는 것입니다. 이 기법은 그룹을 선정하거나, 대처해야 할 문제나 행동 계획을 설정하고, 그것을 실행하는 것까지 다양한 구조로 구성되어 있습니다. 하지만 그룹에 의한 토의와 성찰을 중시한다는 점이 특징이지요.

　여기에서는 포지티브 매니지먼트에 비교적 쉽게 저용할 수 있는 요소이기도 한 액션러닝 과정 중 **'질문회의'***를 소개하겠습니다.

---

* 마이켈 J. 마고드 교수의 책을 번역한 기요미야 후미요가 이 회의 기법에 이름을 붙인 것이다.

(2) 실제의 흐름

질문회의를 할 때에는 네 명에서 여덟 명씩으로 나누어 팀을 만듭니다. 그중에서 문제를 제기하는 사람을 한 명, 코치 역할을 하는 사람도 한 명 선출합니다.

① 문제를 제기하고 질의응답한다

팀에서 목표를 달성하기 위한 행동을 할 때 무엇보다도 중요한 것은 대처해야 하는 문제를 적절하게 고르는 것입니다. 질문회의에서는 처음에 문제를 제기하는 사람이 〈표 3-2〉에 나타낸 기준에 따라 자신이 '문제'라고 생각하는 상황에 대해 간단히 설명합니다. 이때에는 단순히 대치해야 하는 문제를 고르는 대신, "문제를 제기하는 팀

표 3-2. 액션러닝에서 문제를 고르는 여덟 가지 기준

① 중요도가 높다.
② 어느 정도의 긴급성이 있다.
③ 자신들이 문제의 당사자이다.
④ 해결 가능한 문제이다.
⑤ 구성원들 중 누군가가 문제에 정통하다.
⑥ 구성원들에게 의미가 있는 문제이다.
⑦ 학습할 기회를 주는 문제이다.
⑧ 그룹이 행동 계획을 실행시킬 수 있는 문제이다.

마이켈. J. 마고드 지음, 기요미야 후미요, 호리모토 마유코 옮김, 《실천 액션러닝 입문 – 문제 해결과 조직학습이 리더를 키운다!》, 다이아몬드사, 2004, pp.33~36을 기초로 작성

원이 어떤 상황에서 어느 부분을 왜 '문제'라고 파악하는가?" 그리고 "그러한 판단을 하게 된 배경은 무엇인가?" 등을 구체적으로 검토합니다(그림 3-4).

그림 3-4. 질문회의의 흐름

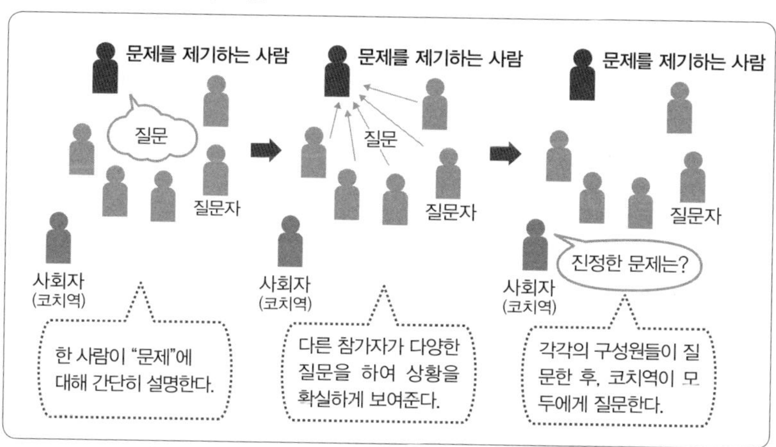

마이켈 J. 마코드 지음, 기요미야 후미요, 호리모토, 마유코 옮김, 《실천 액션러닝 입문 – 문제 해결과 조직학습이 리더를 키운다!》, 다이아몬드사, 2004를 참고로 작성

② 제기된 문제의 의미를 구체화한다

그 후, 다른 구성원(질문자)들은 제기된 문제에 대해 다양한 관점에서 간단한 질문을 가급적 많이 합니다. 이러한 과정에서 문제를 제기하는 사람이 "왜 그것이 중요하다고 생각했는가?" 혹은 "왜 그것이 의미가 있는 문제라고 생각하는가?"를 밝혀냅니다.

③ '진정한 문제'를 찾아낸다

이러한 질의응답을 어느 정도 계속하다 보면 코치역은 대화가 충분히 깊어지고, 각자가 처음에 제시된 문제를 되돌아봤다고 판단하게 되지요. 그러면 코치역이 "여기서 진정한 문제가 뭐라고 생각합니까?"라고 구성원들 전원에게 묻습니다. 질의응답이 일단락된 단계에서는 구성원들 각자가 '진정한 문제'에 대한 생각을 가지고 있을 것입니다. 대개 각자의 입장이나 경험이 달라서 각자가 생각하는 '진정한 문제'도 다를 것입니다. 구성원들이 그것들을 공유하면서 '진정한 문제'에 관한 합의가 이루어지지요.

(3) 특 징

① 사물을 보는 자신의 관점을 깨닫는다

제2장에서 검토했듯이, 업무에 집중하는 조직 구성원은 항상 '복잡하고 불안정하며 확정적이지 않은', '그 자체만으로는 의미가 없는 상황'에 일정한 의미를 부여한 뒤 '문제'로 보고서 파악합니다. 이러한 상황에서는 자기 자신의 감정과 사고, 행동의 패턴, 일과 관련된 사람, 그리고 일, 기술과 구조, 규칙의 영향을 받아들이게 되지요. 그러다 보면 사물을 보는 관점이 자연스럽게 고정되곤 합니다. 그렇기 때문에 구성원들이 처음에 제시하는 문제의 대부분은 "이러한 종류의 환자는 ○○다"처럼 문제를 제시하는 구성원 자신의 가치관과 전제, 선입관과 암묵적인 규범 등을 반영하지요.

구성원들이 제시하는 '문제' 중 대부분은 불안과 초조함, 분노나

무력감 같은 네거티브한 감정을 동반하지요. 그러나 문제를 제기하는 사람은 다양한 질문을 함으로써 자신의 감정의 배경과 전제를 무의식적으로 깨달을 수 있습니다. 그리고 이것을 다른 전제로 대체함으로써 포지티브한 관점을 키울 수 있습니다. 이것은 질문회의에 참가하는 구성원 한 사람 한 사람 가운데에서도 일어납니다.

② 전체를 간파하는 힘을 기른다

질문을 던지고, 제기된 문제의 내용을 구체적으로 파악하다 보면 문제를 제기했던 사람은 자신이 놓인 상황을 넓은 시야로 다시 보게 됩니다. 동시에 팀 전체가 문제에 대처함으로써 집단지성을 이루는 과정도 경험할 수 있습니다.

질문회의의 장점은 '문제'를 명확하게 함으로써 대화(다이얼로그 dialogue)를 활성화할 수 있다는 점입니다. 듣기와 학습을 중시하는 대화는 구성원들의 지식을 결집시키고, 상황을 전체적으로 보는 눈을 키워줍니다(표 3-3).

이쯤에서 앞서 검토했던 '방어적 사고'를 만들어내는 생각과 감정의 모습을 기억해주시기 바랍니다. 일반적인 회의에서는 상황을 세분화하고, 부분들 간의 차이에 집중하는 토론이니 토의 빙식으로 내화를 진행합니다. 그러면서 자신의 생각에 기초가 되는 전제를 정당화하고, 옹호하면서 다른 이들을 설득하려고 하지요. 하지만 이러한 자세는 진정 방어적 사고를 만들어내는 생각/감정의 토대가 될 수 있습니다.

표 3-3. 대화와 토론, 토의의 차이

대화	토의 · 토론
부분에서 전체를 본다 : 부분들 사이의 관계를 찾는다	논점과 문제를 세분화한다 : 부분들 사이의 차이를 본다
사고방식의 기초가 되는 전제를 묻는다	자신의 사고방식의 기초가 되는 전제를 정당화하고 옹호한다
질문과 탐구를 통해 배움을 더욱 깊이 있게 한다	설득한다, 자신을 알리고, 토론한다
수많은 의견에서 공통적인 의미를 찾아낸다	하나의 의미로 합의를 형성한다

마이켈 J. 마코드 지음, 기요미야 후미요, 호리모토, 마유코 옮김, 《실천 액션러닝 입문 – 문제 해결과 조직학습이 리더를 키운다!》, 다이아몬드사, 2004, p.101을 인용, 일부 수정

③ '학습하는 조직'의 토대를 만든다

또한 사고방식의 전제에 관심을 가지고서 부분들 사이의 관계를 찾는 자세를 키우는 대화 방법은 '긴밀적 사고'와 더블루프 사고를 촉진하고, 함께 '학습하는 조직'을 만드는 데 필요한 '보다 큰 전체와 연결된 감각'도 만들어냅니다.

(4) 깨달음을 촉진하는 환경 만들기

그러면 깨달음을 촉진하는 환경은 어떻게 만들어질까요? 조직 구성원들이 심하게 긴장하거나 문제를 해결하는 것을 어려워하는 경우, 마치 온도가 높을 때 분자가 확산되듯이 따로따로 행동하고 충돌하고 오해하는 경우가 많다고 마고드는 말합니다. 이를 해소하기

위해 열린 분위기, 개인 존중, 정보 공유 같은 조건을 마련하여 대화를 촉진하고, 구성원들이 효과적이고 혁신적으로 문제를 해결할 수 있도록 에너지를 사용함으로써 리스크를 파악할 수 있도록 지원합니다.[2]

또한 마고드는 그룹 내에서 대화가 시작될 때까지를 '도입'으로 설정하는 등, '대화'에 이르기까지 몇 개의 단계가 필요하다고 말합니다. 그가 말하는 '대화까지의 단계'를 앞서 소개했던 오토 셔머의 '대화의 네 가지 장'(93페이지의 〈그림 2-9〉 참조)과 대조해보세요. 그러면 팀원들 간에 대화를 촉진하는 액션러닝의 과정이 포지티브 매니지먼트의 구조와 맞아떨어진다는 것을 알 수 있지요(그림 3-5).

그림 3-5. 오토 셔머의 '대화의 네 가지 장'과 마이켈 J. 마코드의 '대화까지의 단계'의 관계

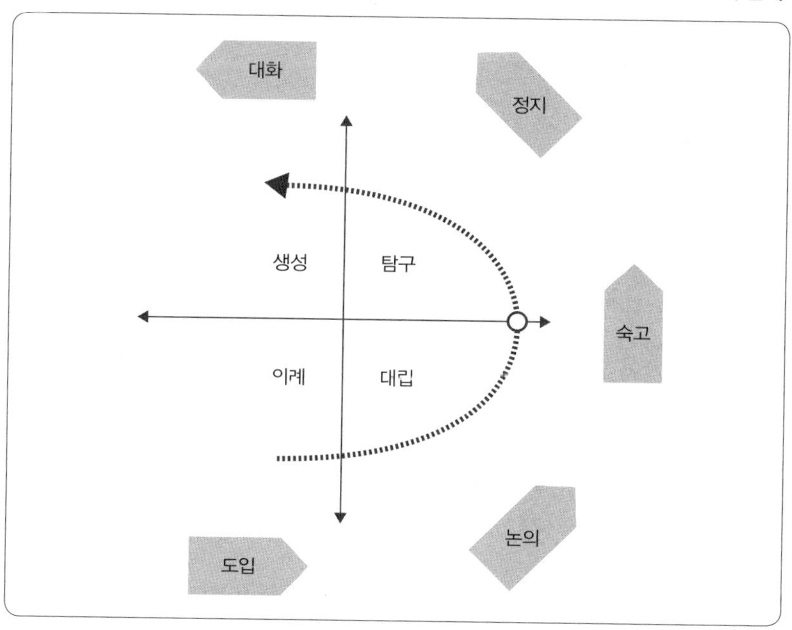

맨 처음 단계인 **도입**(invitation)은 마주한 구성원들 각자가 암묵적이고 표현하기 어려운 관점의 차이를 가지고 있는 단계입니다. '대화의 네 가지 장'에서 '의례'에 해당되지요. 서로 관계를 맺기 시작하는 **논의**(conversation) 단계는 문제를 재정의하면서, 문제에 대한 공통적인 이해를 모색하기 시작하는 단계입니다. 이 단계에서는 재정의가 잘 이루어지지 않거나, 공통적인 이해를 하지 못하면 구성원들 사이에 '대립'이 생길 가능성이 있지요.

숙고(deliberation)는 서로 대립하는 대신 함께 '탐구'하는 길을 구성원들이 선택하는 단계입니다. **정지**(suspension) 단계에 이르면 구성원들은 자기 자신이 했던 판단 전체를 돌아본 뒤, 평소에 판단하던 것을 일단 정지하고 대화를 하게 됩니다.

구성원들은 이러한 단계를 거쳐 **대화**(dialogue) 단계로 옮겨갑니다. 그리고 구성원들이 '대화'라는 혼돈된 의미의 흐름 속에서 듣고 질문하다 보면 어느새 명석해지지요. 그럼으로써 그룹이 내려야 하는 결정이 집단지성이 '이루어지는' 것을 경험할 수 있지요.[2]

이러한 관점에서 생각하면, '질문'과 '되돌아봄'을 중시하는 질문회의에 대한 다양한 연구는 구성원들 간의 대화에서 '대립' 단계를 피하고, 대화의 성격을 '탐구'에서 '생성'으로 바꾸는, 즉 방어적 사고를 누그러뜨리고 건설적 사고를 촉진함으로써 무의식적으로 하는 '문제 설정'에 대한 더블루프 학습의 깊이를 더해준다는 사실을 알 수 있습니다.

액션러닝(질문회의)은 상대방의 내적 성찰을 촉진하는 간결한 질문을 많이 던지고, 네거티브한 감정을 완화시키지요. 그러면서 평소의 무의식적인 판단 기준에 대해 깨달음을 촉진하여 포지티브한 관점에서의 배움을 더욱 깊이 있게 합니다. 그렇기 때문에 이러한 방법은 포지티브 매니지먼트에 다양한 형태로 도입될 수 있지요.

(5) 포지티브 매니지먼트 활용의 핵심

아직까지 네거티브한 관점에서 '문제'에 사로잡히는 상황이 자주 나타나지요. 액션러닝(질문회의)은 구성원들 간의 대화를 통해 포지티브한 관점을 키워줍니다. 그리고 월드카페에서와 마찬가지로 여기서 생겨난 포지티브한 인식을 포지티브한 행동으로 연결시켜야 합니다. 단, 의견이 널리 분산되는 월드카페에서와 달리, 액션러닝을 하면 대처해야 할 '진정한 문제'가 명확해지기 때문에 보다 더 쉽게 포지티브한 행동을 할 수 있지요. 가장 간단한 방법은 액션러닝으로 '진정한 문제'에 대해 이야기한 후 다시 질의응답을 계속하고, 마지막에 "이 문제를 자신이라면 어떻게 해결할지 말씀해주십시오"라는 말을 구성원들 전원에게 던집니다. 또한 액션러닝으로 명확해진 '문제'의 구체적인 행동 목표를 설정하고, 해당 과정을 되돌아보기 위해 목표 관리와 같은 기존의 매니지먼트 방법을 쓸 수도 있습니다.

월드카페와 액션러닝은 네거티브한 감정을 포지티브한 감정으로 바꾸어줍니다. 그러나 질문회의에서는

① 중요하고 시급한 과제를 검토한다는 점

② 네 명에서 여덟 명으로 구성되고 당사자인 팀에 의해 검토된다
는 점

③ 구체적으로 대처하기 위해 '문제 상황'을 명확하게 하는 데 초
점을 둔 점

등이 다릅니다. 그래서 다급한 대응이 요구되는 과제에 대해 질문회
의는 평소에 무의식적으로 '문제'로서 파악하는 상황에 대한 깨달음
을 촉진하지요. 그럼으로써 과제를 해결하는 데 있어서 포지티브한
상관관계에 관한 배움을 깊이 있게 하는 도구로 팀 전체를 활용할
수 있습니다.

4. 긍정변화기법(Appreciative Inquiry, AI)

긍정변화기법*은 조직 개발 기법입니다. 기존의 조직 변혁 기법들이 아직도 조직의 네거티브한 점에만 주목하는 것과 달리, AI는 플러스 가치를 가진 조직의 강점을 찾습니다. 그럼으로써 포지티브한 미래에 대한 비전을 공유하고, 구체적인 행동을 촉진하지요.

AI는 포지티브한 질문에 따른 인터뷰 및 디스커션discusssion(토의, 토론), 촌극 등으로 구성된 '4D 사이클'이라는 과정을 실행함으로써 조직의 잠재성을 최대화합니다. 이와 더불어 구성원들의 주체성과 의욕을 이끌어내 구성원들 간의 관계를 강화하고, 깊어지게 하는 점이 특징이지요.

(1) 목 적

AI는 조직을 구성하는 것은 물론, 많은 관계자들을 모아 4D 사이클(그림 3-6)이라 불리는 과정에 따라 인터뷰를 함으로써 조직을 변

---

* 미국 케이스 웨스턴 리저브 대학교의 데이비드 쿠버라이더 교수와 타오스 인스티튜티의 설립자인 다이애나 휘트니가 개발한 조직 개발 기법이다. 그 목표는 조직의 포지티브한 가치를 발견함으로써 이상적인 조직을 만든다는 것이다.

혁시킵니다. 이 기법은 조직 구성원들의 주체적인 행동을 이끌어내려면 각 구성원들의 포지티브한 감정을 키우는 것이 필요하다는 생각에 따라 기획된 것이지요. 즉, 구성원 한 사람 한 사람이 자신이 속한 조직의 잠재력을 깨닫고, 인터뷰를 통해 포지티브한 감정을 만드는 경험을 되돌아보는 것이지요. 그럼으로써 조직의 강점이나 가치를 둘러싼 이야기를 조직 안에서 순환시키는 기회를 만듦으로써 자발적이고 지속적인 행동의 변화를 이루어내는 것입니다.

그림 3-6. AI의 4D 사이클

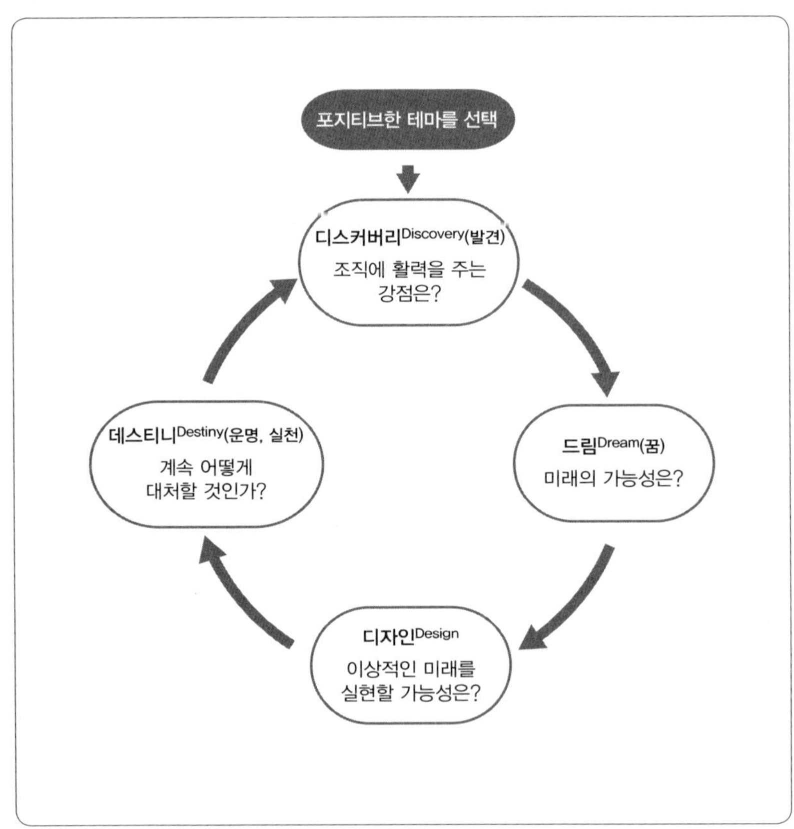

(2) 실제 흐름

① 포지티브한 테마를 정한다

먼저, AI에 들어가는 테마와 목표를 포지티브한 말로 표현합니다. 해당 테마는 '인재 육성', '비용 절감', '직무/환자만족도 향상', '업무 효율성 향상'과 같이 평소의 조직 변혁 관련 테마와 같습니다. 그러나 AI에서는 이러한 테마를 미래에 실현하려고 하기 때문에 포지티브한 말로 표현해야 합니다.

예를 들면 '직무만족도 향상'이 어떻게 좋은 상태를 만들 것인가? 직장의 구성원들과 관계자들, 환자들과 그들의 가족들에게 어떻게 좋은 영향을 줄 것인가? 그리하여 무엇을 '할 수 있다'처럼 이루어질 수 있는가? 이런 질문들을 하면서 병원 전체가 어떻게 잘 변화하는 가를 포지티브하게 표현하는 것이지요.

② 디스커버리Discovery(발견) : 잠재력 · 강점을 발견한다

4D 사이클의 처음 과정은 디스커버리입니다. 디스커버리는 설정된 테마와 관련하여 각 구성원들이 업무 중 성취감이나 만족감, 보람을 느꼈던 '최고의 순간'에 대해 2인 1조로 인터뷰하는 것이지요, 이깃을 **AI 인터뷰(히어로 인터뷰)**[*]라고 합니다.

---

[*] 일본의 대표적인 기업 연수 강사인 혼마 마사토는 이 인터뷰를 '히어로 인터뷰'라고 한다. 야구나 축구 시합 후, 우승으로 이끈 투수나 에이스스트라이커에게 인터뷰어가 다양한 질문을 던져 그 선수가 시합 중에 맛본 최고의 순간에 대하여 말을 끌어내는 과정에 비유한 것이다.

다음으로 여기서 들은 이야기를 작은 그룹 내에서 공유합니다. 자신이 인터뷰어 역할을 함으로써 들은 이야기를 가능한 한 활기차게 다른 구성원들에게 이야기하는 것이지요. 그럼으로써 이야기 중에 나타나는 조직의 강점이나 가치에 집중하여 이들을 깊이 이해할 수 있게 됩니다. 또한 주인공 역을 담당하여 인터뷰에 응했던 구성원은 인터뷰어 역을 담당했던 다른 구성원의 관점에서 정리된 자신의 이야기에 귀를 기울이게 되지요. 그럼으로써 자신이 몰두한 업무의 의미와 의의를 되돌아보게 됩니다.

'최고의 순간'을 그룹 내에서 공유하는 과정에서 그룹의 구성원들은 다양한 강점과 수많은 가치관도 공유할 수 있습니다. 그리고 이것이 조직의 포지티브한 가치와 활력을 만드는 원천이라는 것도 알 수 있습니다. 여기서 밝혀진 조직의 강점이나 가치를 AI에서는 포지티브코어positive-core라고 합니다. 디스커버리의 목적은 조직에 삼새된 힘의 원천인 포지티브코어를 발견하는 것입니다.

③ 드림Dream(꿈) : 이상적인 미래를 그린다

다음 과정인 드림에서는 디스커버리로 밝혀진 포지티브코어가 힘을 최대한 발휘하여 이상적인 미래가 실현된 조직의 상태를 상상합니다. 드림 과정에서는 조직을 단순히 미래의 시점에 따라 말로 표현하기보다는, 잠재력이 최대한으로 발휘된 미래의 상태를 몸으로 직접 '느끼기' 위하여 미래의 시점을 상정한 인터뷰(예: 그로부터 5년이 지났습니다만, 그 동안 조직은 어떻게 변했습니까?)를 하거나, 미래의 조직 상태를 나타내는 짧은 연극을 해봅니다.

④ 디자인Design : 이상을 실현하기 위한 구조를 만든다

디자인에서는 드림으로 상상한 미래를 실현하기 위해 구조를 만듭니다. "이상적인 미래를 실현하려면 무엇이 필요한가?" 그리고 "꿈을 실현하려면 어떠한 구조와 행동이 필요한가?"를 생각하고, 아울러 생각한 것을 실행하기 위한 프로젝트 팀을 구성합니다. 그리고 프로젝트 팀은 장래의 비전과 실현을 위해 해야 하는 것을 가급적 대담하고 자극적인 말로 이루어진 선언문(provocative proposition)으로 정리합니다.

⑤ 데스티니Destiny(운명, 실천) : 실천하다

데스티니는 선언문으로 완성된 사항을 직장에서 실행하는 과정입니다. 관계자들이 모인 워크숍에서 고조된 분위기를 잃어버리지 않고, 직장에서 일상적으로 활용할 수 있도록 다양한 조치를 하는 것이지요.

(3) 특 징

① 무의식적으로 하는 싱글루프 학습으로 깨달음을 촉진한다

AI는 데이비드 쿠퍼라이더가 클리닉에서 리서치를 하던 중 얻은 깨달음에서 탄생했습니다. 그가 여기서 발견한 것은, 기존의 조직 변혁 기법에는 자신도 모르게 싱글루프 학습을 재촉할 가능성이 있다는 것이었지요. 원래, 조직 변혁은 조직을 보다 더 나은 상태로 만들기 위한 것입니다. 그러나 그 과정에서 조직에 결여된 점, 이루어지지 않은 점에만 주의를 기울이게 되지요. 결국 이러한 점들을 얼마나 줄이는가를 '성공'의 지표로 여기게 되면서 원래의 목적인 '보다 더 나은 상태'는 까맣게 잊어버릴 가능성이 있습니다.

AI는 조직 구성원이 이러한 무의식적 학습을 깨닫게 함으로써 조직에 있어야 하는 모습을 활기차게 그려낼 수 있도록 해줍니다. 그럼으로써 '최고의 순간'을 통해 조직의 강점과 잠재성에 관심을 두게 하지요. 이것은 구성원 한 사람 한 사람이 조직의 강점과 잠재성을 자각하고, 그때까지 자신들이 무의식적으로 조직의 네거티브한 가치에만 관심을 기울여온 것을 깨닫게 함으로써 건설적 사고를 촉진합니다. 그리하여 조직의 바람직한 미래상을 크게 변화시킵니다.

AI 인터뷰의 역할은 단순히 자신이 지금까지 자각하지 않고 해왔던 싱글루프 학습을 깨닫게 해주는 것만이 아닙니다. 구성원들끼리 서로를 인정해주는 환경을 만듦으로써 구성원들 간의 관계가 더욱 깊어지게 하고, 그럼으로써 "바람직한 미래는 어떠한 것인가?"라든가, "바람직한 미래를 만들려면 무엇을 해야 할까?" 같은 측면에서 구성원들이 협력하여 더블루프 학습을 심화시켜 가기 위한 계기를 만드는 것이지요.

② 문제를 포지티브하게 설정한다

앞장에서 검토했듯이 조직에서의 '문제'는 확정적이지 않은 상황에 어떠한 의미를 부여하는 역할로서, 즉 다른 종류의 '문제'로서 존재합니다. AI의 목적은 "이미 조직에 있는 잠재력을 최대화하려면 어떻게 하면 좋을까?"라는 포지티브한 관점에서 '문제를 설정'하는 것입니다. 그 관점에서 보면, AI에서 가장 중요한 과정은 4D 사이클의 전반부인 디스커버리(발견)와 드림(꿈)이라고 할 수 있을 것입니다.

③ 미래상을 직접 볼 수 있게 한다

또한 드림의 단계에서 이상적인 미래상을 짧은 연극으로 표현하는 것은, 신체와 온 몸의 감각 기관들을 총동원하여 미래에 대한 비전을 충분히 느끼도록 해주지요. 그럼으로써 그때까지는 상상할 수 없었던 미래상을 다시 추구하게 합니다. 그리고 이러한 활동은 비전을 공유할 때까지는 활기가 넘치던 워크숍이 이제 구체적인 액션러닝에 들어가면 '현실의 벽'과 마주하면서 단숨에 고조되었던 분위기가 사라지는 사태를 피하기 위한 연구('대립'을 피하고, '탐구'와 '생성'의 대화를 촉진·지속시키기 위한 연구)라고 볼 수도 있습니다.

(4) 포지티브 매니지먼트에 활용하는 핵심

포지티브 매니지먼트의 두 가지 과정과 세 가지 단계라는 관점에서 AI의 4D 사이클을 보면, 앞 단계인 디스커버리와 드림이 '네거티브한 감정을 포지티브한 감정으로' 바꾸는 작용을 하는 것을 알 수 있습니다. 더욱이 후반의 디자인과 데스티니는 '포지티브한 감정을 포지티브한 행동으로' 이어지게 하지요(그림 3-7).

그림 3-7. AI의 효과

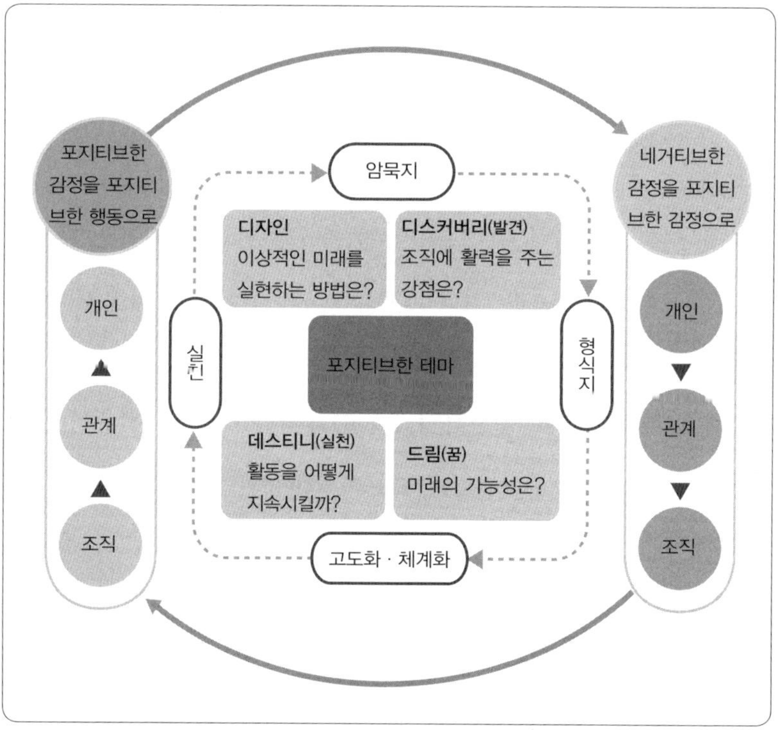

① 네거티브한 감정을 포지티브한 감정으로 만든다

디스커버리discovery(발견) 단계에서는 구성원들이 일에 몰두하면서 느낀 성취감이나 보람을 발견합니다. 그러한 성취감이나 보람은 인터뷰와 디스커션discussion(토론)을 통해 조직에서 암묵지暗默知*로서 존재하던 강점과 잠재성을 밝히지요. 그리고 조직 구성원들 사이에서 형식지形式知**로 공유됩니다. 이는 개인 단계에서 포지티브한 감정을 키워줄 뿐만 아니라, 대화를 통해 이야기를 공유함으로써 구성원들 사이의 포지티브한 감정을 양성하기까지 하지요.

드림dream(꿈)의 단계에서는 디스커버리에서 밝혀진 조직의 강점이나 잠재성을 보다 더 높여주고, 보다 더 체계적으로 활용함으로써 표현할 수 있는 조직의 이상적인 모습을 상상하게 합니다. 그럼으로써 조직 전체의 행동을 포지티브한 관점에서 파악할 수 있도록 해주지요.

② 포지티브한 감정을 포지티브한 행동으로 연결시킨다

디자인design의 단계에서는 앞의 과정에서 이루어진 개인 · 관계 · 조직으로 포지티브한 감정을 포지티브한 행동으로 바꿉니다. 이 단계에서는 이상적인 조직을 만들어내기 위해 구체적으로 어떠한 실천(행동 계획)이 가능한지를 고려한 뒤 포지티브한 감정을 포지티브한 행동으로 연결시킬 수 있지요.

데스티니destiny(운명, 실천)는 이러한 행동 계획을 각 지장에서 실천하면서 새로운 암묵지를 만듭니다. 포지티브 매니지먼트의 관점에서 보면, 이 단계는 부분들의 관계 및 직장 구성원들 사이의 관계

---

* '학습과 체험으로 개인이 습득했지만 겉으로 드러나지 않는 상태의 지식'을 말한다. _옮긴이 주
** '암묵지를 문서나 매뉴얼처럼 표현하여 여러 사람이 공유할 수 있는 지식'을 말한다. _옮긴이 주

를 통하여 이상적인 조직을 만들기 위한 행동을 실천하는 과정입니다. 아울러 자기 자신이 직장에서 열중하고 있는 일의 의미와 의의를 조직 전체의 가치와 이념에 비추어보면서 실천하는 환경을 만들기 위한 것이기도 하지요.

이렇게 보면, AI의 후반부, 그리고 디자인과 데스티니의 단계는 행동 계획을 세우고 실행한다(그리고 결과를 되돌아본 뒤 재시행한다)는 의미에서 기본적으로 기존에 이용해오던 PDCA 사이클과 다름이 없습니다. 따라서 새해를 맞이하면서 새로운 프로젝트를 시작하기 전에 AI의 디스커버리와 드림의 단계를 실시합니다. 그 뒤에는 기존에 이용하던 관리 사이클을 활용하여 일정한 기간이 지난 뒤 되돌아보기와 재계획(디스커버리와 드림) 환경을 설계하는 것이지요. 그럼으로써 기존의 관리 방법과 사이클에 AI를 넣어서 시행하는 것입니다. AI를 잘 활용하려면 기존에 하던 활동의 어느 부분에 AI의 요소를 넣을 수 있는가부터 검토해야 합니다.

5. 퓨처서치

퓨처서치Future-Search는 마빈 와이즈보드와 샌드라 자노프가 개발한 조직 개발 기법[4]입니다. 이는 커뮤니티community · 퓨처future · 컨퍼런스conference와 서치 컨퍼런스search conference라는 두 가지 기법을 조합한 것입니다.

퓨처서치는 가급적 넓은 범위에서 조직과 커뮤니티 관계자들을 모은 다음, 과거와 현재에 대한 인식을 맞춘 후에 이상적인 미래를 상상한 뒤 행동 계획을 정하는 것입니다. 커먼그라운드common-ground, 즉 '공통적인 관점'에 따라 관계자들 모두가 합의할 수 있는 가치관과 테마, 행동에 따라 최종적으로 그들 모두가 납득할 수 있는 액션러닝을 작성한다는 점이 특징이지요.

(1) 목 적

퓨처서치가 지향하는 것은 조직과 커뮤니티가 '열린 시스템'으로서 기능한다는 사실을 관계자 전원이 이해하고, 그러한 인식에 따라 이상적인 미래를 실현하기 위한 행동 계획을 세우는 것입니다(그림 3-8). 이로써 환경의 변화에 따라 유연하게 변화할 수 있는 힘(제3장에서 본 '자기조직화 능력')을 향상시키면서, 입장이나 역할이 다르더라도 관계자 전원이 조직과 커뮤니티 활동에 자신을 주체적으로 관련시키는 데 필요한 기반을 만드는 것을 지향하고 있습니다.

그림 3-8. 퓨처서치의 흐름

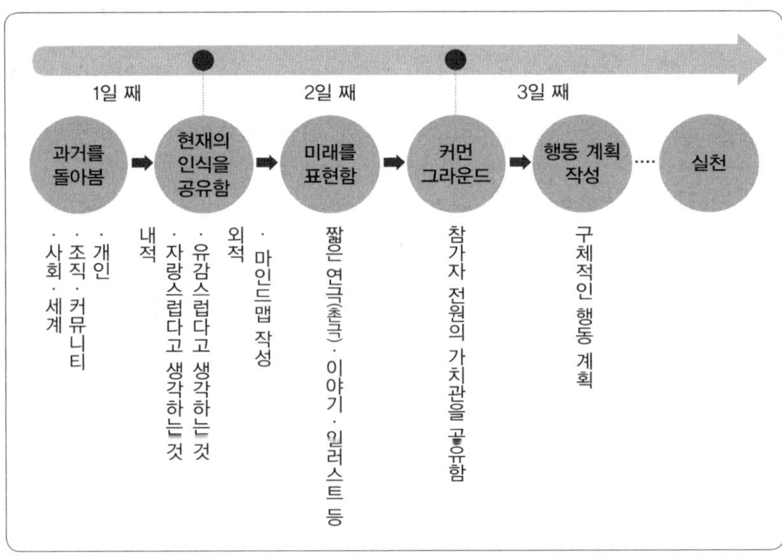

가토리 가즈아키, 오오카와 히사시 지음, 《홀시스템 · 어프로치 – 1000명이 넘는 많은 인원들끼리도 철저하게 논의하는 방법》. 일본경제신문 출판사, 2011, p.119를 인용 일부 수정

(2) 실제 흐름

2박 3일의 워크숍으로 이루어진 퓨처서치에서는 과거와 현재에서 이상적인 모습을 그려냄으로써 모범적인 모습을 실현하기 위한 행동 계획을 만듭니다.

① 과거를 돌아본다

먼저 참가자 한 사람 한 사람이 '개인', '조직·커뮤니티', '사회·세계'라는 세 가지 관점에서 과거를 돌아보고, 모든 참가자들이 자신이 돌아본 것을 모두 연표에 적습니다(그림 3-9). 그 다음에는 역할이 다른 참가자(스테이크홀더)들끼리 그룹(혼합 그룹)을 만든 다음,

그림 3-9. 세 가지 단계에 따라 과거를 되돌아봄

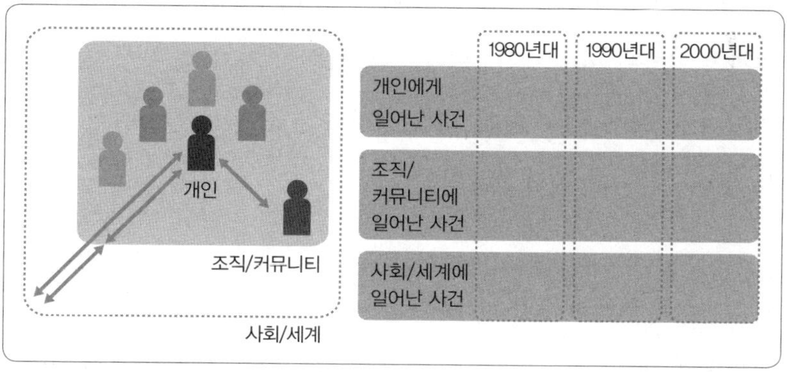

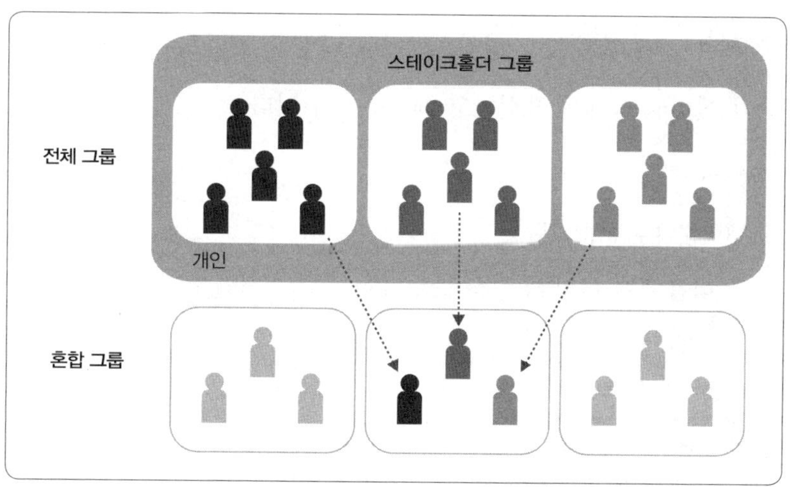

그림 3-10. 퓨처서치에서 개인·그룹의 조합

각각의 그룹에서 연표에 표현한 스토리에 대해 이야기를 나눕니다. 그 뒤 그 결과를 참가자들 모두에게 발표합니다(그림 3-10).

② 현재의 가치관을 공유한다

과거를 돌아본 뒤 현재에 대한 인식을 참가자들끼리 공유하기 위해 조직과 커뮤니티에 커다란 영향을 주는 외부 환경 요인을 마인드맵Mind-map*형식으로 써냅니다. 여기서부터 참가자들은 스테이크홀더끼리 그룹을 만든 다음, 외부 환경 요인이 자기 측 구성원들의 내면에 주는 영향들을 '자랑스럽게 생각하는 것'과 '유감스럽게 생각하는 것'이라는 관점에서 검토합니다.

③ 모범적인 미래를 표현 · 체감하다

현재에 대한 검토가 끝나면 참가자들을 혼합 그룹으로 나눈 다음, 조직과 커뮤니티의 이상적인 미래에 대해 토의하게 합니다. 그 뒤 촌극이나 시, 스토리나 일러스트처럼 다양한 방법으로 이상적인 미래가 실현된 상태를 표현하고 체감하게 합니다.

④ 액션러닝을 작성한다

그 다음에는 다양한 형식으로 표현된 이상적인 미래를 그린 커먼

---

* 토니 부잔이 주장하는 노트 기법으로, 창조적인 발상을 자유롭게 지원하기 위한 '사고思考하는 도구'이다. 즉, 종이의 가운데에서부터 사방팔방으로 펼치는 식으로 그림을 그리고 키워드를 적어나가게 하는 기법이다. 발상의 자유로운 흐름을 방해하지 않고, 빠르게 쓸 수 있으면서 가시성可視性과 가독성可讀性이 뛰어나며, 기록 내용을 직감적으로 파악할 수 있다.

그라운드(공통적인 관점)를 찾아냅니다. 이 커먼그라운드에 기초하여 이상적인 미래를 실현하기 위한 액션러닝을 작성합니다. 액션러닝을 생각해낸 참가자는 자신의 아이디어를 참가자들 모두에게 제안합니다. 그리고 이것에 찬성하는 구성원들로 구성된 실행 팀을 만든 뒤, 워크숍이 끝난 후에 직장에서 실천하게 합니다.

(3) 특 징

① 보다 더 커다란 전체와 연결된 감각을 체감한다

퓨처서치는 참가자 한 사람 한 사람이 과거를 세 가지 관점에서 되돌아보고, 그 내용을 입장과 역할이 다른 참가자들과의 대화를 통해 공유하는 것입니다. 그럼으로써 조직과 커뮤니티가 '열린 시스템(open system)'으로서 외부·내부 환경의 다양한 힘이 서로 영향을 주는 공간임을 실감할 수 있지요. 또한 지금까지 다양한 영향을 서로에게 주면서 크게 변화해왔다는 사실을 참가자들 스스로 대화를 하면서 떠올리게 됩니다.

앞서 소개한 AI의 근본에 있는 사고방식은 구성원이 조직의 잠재력을 분명히 인식할 수 있으면, 보다 더 포지티브한 방향으로 이상적인 미래를 그리면서 행동할 수도 있다는 것이었습니다. 허나 퓨처서치는 구성원이 외부 환경과 스테이크홀더 사이의 영향에 따라 생겨난 조직과 커뮤니티의 전체 모습을 확실하게 인식할 수 있으면,

보다 더 포지티브한 방향으로 이상적인 미래를 그리면서 행동할 수 있다는 사고방식을 지지하고 있습니다.

그리고 AI가 역점을 두는 것은 보람이나 성취감 같은 포지티브한 감정의 원천인 포지티브코어를 탐구하는 것이었습니다. 한편, 퓨처서치가 창조하려는 것은 조직과 커뮤니티의 과거와 현재, 그리고 자신과 조직·커뮤니티, 게다가 다양한 관계자들이 구성원들을 교체하면서 대화하고, 그러면서 '대립'하는 상황을 피하며 다 함께 '탐구'하고, 새로운 무엇인가를 '생성'하는 대화를 만들어내려는 것입니다. 그때 중요한 것은 조직과 커뮤니티의 과거를 되돌아보는 '개인', '지역', '글로벌global'이라는 세 가지 관점입니다. 조직과 커뮤니티는 자신을 비롯하여 다양한 구성원들의 개인적인 체험으로 이루어졌고, 그 조직과 커뮤니티는 사회와 세계라는 보다 더 큰 전체에 포함되어 있습니다. 그리고 자신은 사회나 세계의 일부로서 포함되어 있지요. 하지만 퓨처서치에서는 이러한 시스템 전체가 들어있는 구조를 감각적으로 이해할 수 있습니다.

조직과 커뮤니티의 현재를 검토하는 단계에서도 감정을 통하여 '보다 더 커다란 전체와 연결된 감각'을 키우는 연구가 진행되고 있지요. 그러니까, 현재의 조직과 커뮤니티에 영향을 주는 외부 환경적 요인을 찾아내고, 그것이 자신들의 감정에 어떠한 영향을 주는지(자랑스럽게 생각하는 것, 유감스럽게 생각하는 것)를 생각함으로써 자신들의 포지티브/네거티브한 감정이 '열린 시스템' 속에서 어떻게 만들어지는가를 자각하는 것이지요. 그리하여 보다 더 포지티브한 감정을 만들어내는 데 필요한 이상적인 미래를 상상하기 위한 발판으로 삼는 것입니다.

② 자신과 다른 사람들의 생각의 배경을 인식한다

다른 구성원들끼리 대화하게 하는 이유는 시스템 전체를 구성하며 다양한 이해관계를 가지고 있는 그룹들 간의 입장과 관점의 차이를 각 구성원이 체계적이고 실천적으로 파악하게 하기 위해서입니다. 퓨처서치는 구성원들이 현실의 상황에서 시선을 돌리지 않으면서, 다양한 이해관계에 따른 대립이나 충돌이 왜, 어떻게 생기는지를 전체적인 관점에서 분명하게 인식할 수 있게 합니다. 그렇게 하면 구성원들이 포지티브한 미래를 그리면서 행동할 수 있게 된다는 것이지요.

이에 따른 효과는 제2장의 78페이지에 소개된 '감정을 바꾸는 지적 훈련'과 같습니다. 즉, 조직과 커뮤니티의 일원으로서 생각하고, 느끼고, 행동해온 데 따른 개인적인 체험을 보다 더 커다란 전체의 관점에서 파악하는 것이지요. 그렇게 하면 그때까지 의식하지 못했던 자기 자신의 감정과 가치관, 행동의 패턴을 만들어내는 배경을 깨달을 수 있습니다.

③ 포지티브한 감정을 포지티브한 행동으로 연결하기 쉽다

커먼그라운드(공통적인 관점)를 찾은 후에 행동 계획을 책정하는 것도 퓨처서치의 커다란 특징 중 하나입니다.

비록 구성원들 간에 포지티브한 감정이 싹트고 있었더라도, 이해

관계가 대립·충돌하는 입장에 있는 관계자들 사이에서는 완전한 합의를 이루기가 어렵지요. 즉, '현실의 벽'이 공동 행동 계획을 세우는 데 큰 장애물이 될 수 있습니다. 이러한 상황을 예방하기 위해 퓨처서치에서는 참가자들 전원이 합의할 수 있는 가치관과 테마, 행동에 대한 행동 계획을 상세하게 세워나가야 합니다. 여기서 중요한 것은 이 기법의 전반부에서 이루어지는 포지티브 감정을 키우기 위한 활동이 커먼그라운드를 찾는 환경을 정돈해주는 역할을 한다는 점이지요. 즉, 공통적인 가치관, 테마, 행동에 나타난 개개인의 포지티브한 감정이 구체적인 행동으로 연결될 수 있다는 점입니다.

④ 포지티브한 미래를 상상하면서 포지티브한 행동으로 연결시킨다

그리고 이상적인 미래를 그리는 단계에서는 AI와 마찬가지로 온몸의 감각을 활용한 활동을 합니다. 그렇게 하면 논리는 물론 신체의 감각·감정의 면에서도 미래를 상상하기 위한 연구를 포함하게 되지요. 이러한 연구의 목적도 단순히 "가치관과 효율, 행동이 바르다"는 기준을 충족시키는 데 그치지 않고 포지티브한 감정과 감각까지 동반시킴으로써 이상적인 미래를 그리게 하는 것이지요. 그러니까 포지티브한 감정을 포지티브한 행동으로 연결시키는 것입니다.

(4) 포지티브 매니지먼트 활용의 핵심

과거와 현재를 되돌아보면서 미래를 그리는 퓨처서치의 과정은 네거티브한 감정을 포지티브한 감정으로 변화시킨다고 볼 수 있습니다. 그리고 커먼그라운드를 찾아내고 행동 계획을 세운 뒤 실천하는 과정도, 포지티브한 감정을 포지티브한 행동으로 연결한다고 생각할 수 있지요(그림 3-11).

그림 3-11. 퓨처서치의 특징

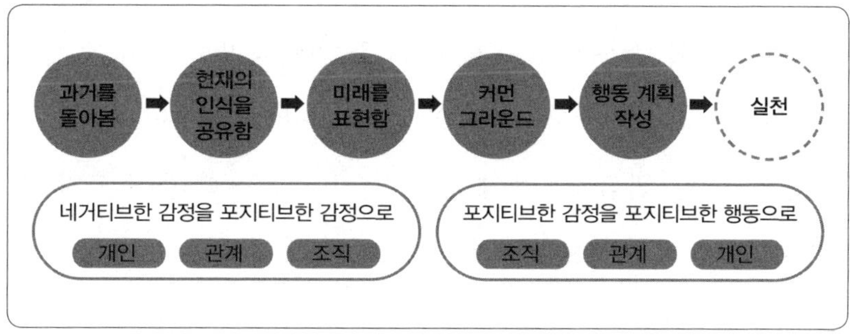

① 인식과 감정의 차이를 공유하여 포지티브한 관점을 만들어낸다

퓨처서치의 전제 조건은 지역 주민들과 지역 자치단체, 그리고 지역 기업과 단체처럼 과거와 현재를 공유하는 스테이크홀더들이 서로 긴밀한 관계를 가지면서 미래를 창조하는 것입니다. 그러나 스테이크홀더들 사이에서는 아무래도 이해관계의 대립과 충돌을 피하기가 힘들 때도 있지요. 그래서 퓨처서치에서는 자칫하면 관계자들 사이에 네거티브한 감정이 생기기 쉽습니다. 이러한 사실을 염두에 두고서 다양한 활동을 구성하게 되지요.

퓨처서치에서는 관계자들이 시스템이 놓인 외부 환경의 전체 모습을 주의 깊게 바라보면서 과거와 현재를 되돌아봅니다. 그러나 이렇게 되돌아보고서 그려낸 것은 단순히 객관적인 사실을 나열한 것이 아닙니다. 지역과 조직이라는 시스템의 전체 모습을 떠올리는 가운데 과거와 현재는 구성원들 각자의 감정을 동반합니다. 그러면서 추억과 현상 인식이라는 형식으로 표출하지요. 즉, 한 사람 한 사람이 인식하고 있는 감정을 동반하는 '사실'이 구성원들 간의 다양한 관계 속에서 명확해지고 연쇄적으로 증폭됩니다. 이러한 과정에서 생기는 사고와 감정의 그룹 다이내믹스dynamics(집단역학)에 의해 처음에는 네거티브한 것이라고 파악되던 상황과 경험마저 포지티브하게 받아들이는 관점을 기르게 됩니다. 그리고 구성원들이 포지티브한 행동을 함으로써 지금의 현실과 관련된 새로운 '현실'을 만들어가는 기반을 형성하게 되지요.

간호사 조직에서도 이해관계가 대립·충돌하기 쉬운 상황은 존재한다고 봅니다. 이러한 상황에 놓인 관계자들끼리 퓨처서치를 하면 네거티브한 감정을 포지티브한 감정으로 전환시킬 수 있겠지요. 예를 들면 세대 차이가 크게 나는 간호사들 사이에서 포지티브한 소통을 도모하기 위한 도구로서 퓨처서치의 전반부 활동(디스커버리와 드림 등)을 활용할 수 있습니다. 아울러 간호 부서 및 병원이라는 조직 전체가 지금까지 어떠한 환경에 놓였는가, 그 과정에서 누가, 무엇을 생각하고, 느끼고, 행동하는가를 공유함으로써 포지티브한 감정을 이루어낼 수 있지요. 그럼으로써 다 함께 지금부터의 조직을 기획하기 위한 윤곽을 만들어갈 수 있을 것입니다. 또한 서로 다른 직종을 담당하는 직원들끼리 대화함으로써 병원이라는 조직이 외부 환경의 변화에 어떻게 대응하는지, 그것이 각각의 직종에서 어떠한 경험을 만들어왔는지를 공유하게 해줄 것입니다. 이로써 '보다 커다란 전체와 연결되어 있는 감각'을 기를 수 있을 것입니다.

② 다른 방법과 조합하여 활용한다

퓨처서치는 다른 방법과 조합하여 활용할 수 있습니다. 일단 '월드카페'와 관련하여 월드카페 과정에서 길러진 포지티브한 감정을 포지티브한 행동으로 연결하기 위한 활동과의 조합이 중요하다고 말했었지요.

여기에 퓨처리서치의 후반 부분(디자인과 데스티니)을 조합할 수 있습니다. 즉, 어느 테마에 따라 월드카페를 시행하고, 마지막에 구성원들 전원이 과거를 뒤돌아보면서 공통적인 가치관과 테마, 행동이라는 커먼그라운드를 명확히 하는 것이지요. 그럼으로써 구체적인 행동 계획을 책정하기 위한 추진력을 높일 수 있습니다.

그리고 커먼그라운드를 찾은 뒤 행동 계획과 목표를 설정하는 과정을 기존의 관리 방법·사이클과 조합할 수도 있습니다. 목표 관리에서 목표 설정은 상사와 부하의 면담으로 이루어지는 경우가 많지요. 또한 이렇게 하면 상사와 부하의 1대 1 관계도 탄탄해집니다. 그러나 조직 구성원들이 모이고, 월드카페와 같은 활동을 힌 후에 커먼그라운드를 밝히고, 이것을 기반으로 삼아 각자가 목표를 설정한 다음, 한 사람 한 사람의 실천을 조직의 비전과 깊이 있게 연결하는 것도 가능합니다.

6. 조직 개발 기법을
포지티브 매니지먼트에 활용하려면

제3장에서는 포지티브 매니지먼트에 활용할 수 있는 대표적인 조직 개발 기법을 소개했습니다.

조직 개발 기법은 다양한데다, 그 모두가 전혀 다른 방법과도 동일해 보입니다. 그러나 제2장에서 검토했던 감정·학습·조직 행동, 나아가서는 두 가지 과정과 세 가지 수준이라는 관점에서 그 특색을 생각해본다면, 집단들 간의 대립을 피하거나, 방어적 사고를 완화시킨다는 공통적인 목적을 가지고 있음을 알 수 있지요. 또한 집단의 규범이 변화하는 조건과 과정에 관한 전제 조건을 토대로 구성되었다는 사실도 밝혀졌습니다.

아울러 이러한 관점에서 조직 개발 기법의 의미와 의의를 파악함으로써, 다양한 상황에서 목적을 가지고 조직을 변혁시키려는 관리자가 어떠한 방법을 어떻게 활용하면 좋을지에 대해서도 생각해보았습니다.

관리자가 각각의 현장에 가장 적합한 형태로 포지티브 매니지먼트를 실행하려면 아래 세 가지가 핵심 내용입니다.

① 방법의 차이와 공통점을 충분히 이해한다.

② 기존의 관리 방법 및 사이클과의 정합성整合性을 갖추면서 다양한 조직 개발 기법을 유연하게 조합한다.

③ 조직의 포지티브한 감정에 작용하는 두 가지 과정과 세 가지 수준을 만들어낸다.

참고 문헌

1) 가토리 가즈아키, 오오카와 히사시 지음, 《월드카페를 하자!》, 일본경제신문출판사, 2009

2) 마이켈 J. 마코드 지음, 기요미야 후미요, 호리모토, 마유코 옮김, 《실천 액션러닝 입문 - 문제 해결과 조직학습이 리더를 키운다!》, 다이아몬드사, 2004

3) 기요미야 후미요 지음, 《질문회의 - 왜 질문을 하면 회의의 생산성이 오르는가?》, PHP 연구소, 2008

4) M. R. 웨이스보드, S. 야노프 지음, 가토리 가즈아키 옮김 《퓨처서치 - 이해관계를 뛰어넘는 대화에서 모두가 바라는 미래를 만들어내는 퍼실리테이션 방법》, 휴먼밸류, 2009

5) T. 부잔, B. 부잔 지음, 치카다 미키코 옮김, 《(개정판) 더 마인드맵 - 뇌의 무한한 가능성을 이끌어내는 기술》, 다이아몬드사, 2013

제 4 장

실제 사례에서 배우는 포지티브 매니지먼트

포지티브 매니지먼트는

어떠한 상황에도 적용할 수 있는 만능처방전이 아닙니다.

그러니 각 병원과 각 직장의 상황을 제대로 파악하고, 조직의 바람직한

미래상을 분명하게 그린 뒤 '두 가지 과정과 세 가지 단계'라는 관점에서

포지티브 매니지먼트를 기획해야 합니다. 그럼으로써 각각의 병원과

직장의 상황에 맞춰 진행해야 합니다. 이 장에서는 포지티브 매니지먼트의

실천을 각각의 병원과 직장에 맞춰 진행하기 위한 연구라는 면에서

사례를 검토하기 위한 관점을 설명한 뒤, 나아가서는 구체적인

실천 사례를 소개합니다.

포지티브 매니지먼트 실천하기
활동을 생각하는 관점과 단계

포지티브 매니지먼트를 개시할 때에는 먼저 조직의 상황을 파악합니다. 그 다음에는 조직의 바람직한 상태를 고려하고(상황 인식), 그것을 실현하기 위한 구체적인 초점을 정합니다(과제 설정). 그러면서 인식한 상황과 설정한 과제가 포지티브한 조직 감정과 어떻게 연관되는지 파악해야 합니다. 이에 대해서는 앞서 설명한,

① 구성원의 부정적 감정을 포지티브한 감정으로 바꾸는 작용
② 포지티브한 감정을 새로운 행동으로 연결하는 작용

이라는 두 가지 과정과 개인의 단계, 커뮤니케이션과 지원 관계, 협동과 같은 구성원들 사이의 연계 등 조직과의 세 가지 관계성을 기반으로 고려해야 합니다(그림 4-1).

여기에 정리된 여섯 가지 사례들은 병원의 상황에 따라 다양한 조직 개발 방법을 조합하여 이루어진 포지티브 매니지먼트의 실천 사례입니다. 이것들을 위에서 언급한 두 가지 과정과 세 가지 단계라는 관점에서 파악해보지요. 그러면 포지티브한 감정을 만들어내고, 그것을 행동으로 연결시키기 위한 작용과, 개인 · 관계 · 조직으로 각

각의 수준을 관련지어 연구한 공통적인 사항이 떠오릅니다(표 4-1).
이 관점에서 사례를 해석하면 각 병원 및 각 직장의 실정과의 공통
점도 발견할 수 있고, 포지티브 매니지먼트의 형식을 생각하기 위한
실마리도 얻을 수 있을 것입니다.

그림 4-1. 두 가지 과정과 세 가지 단계의 수준의 관계를 생각한다

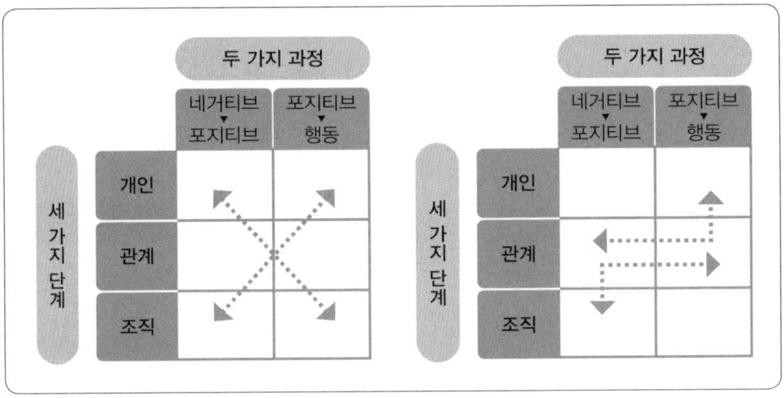

표 4-1. 여섯 가지 사례의 특징

	그룹 1	그룹 2	그룹 3
사례	사례 1, 2	사례 3, 4	사례 5, 6
상황 인식	개인의 단계에서 부정적 감정	관계의 단계에서 행동의 필요성	조직의 단계에서 행동의 필요성
과제 설정	조직의 단계에서 포지티브한 행동	개인/조직 양쪽의 단계에서 포지티브한 감정	개인의 단계에서 포지티브한 감정

(1) 개인 단계에서의 상황 인식에 대해, 조직 단계의
감정과 행동에 관한 과제를 설정하여 활동한다

'사례 1, 2'에서는 상황을 인식하면서 개인 단계의 포지티브한 감정과 행동을 고려해야 합니다. 또한 활동의 초점인 '과제 설정'에서는 조직 단계에서의 감정과 행동을 고려하는 데 역점을 두었다는 점이 특징이지요(그림 4-2).

여기의 두 가지 사례는 개인 단계에서의 감정과 행동을 조직 전체의 단계로 연결하는 것(실선 화살표)과 함께, 조직 단계의 감정과 행동을 계기로 구성원 한 사람 한 사람이 포지티브한 감정을 심화시킴으로써 행동을 지지하는 것(점선 화살표)을 지향하는 활동입니다. AI(appreciative inquiry)를 균형성과기록표(Balanced Scorecard, BSC)의 간호관리지표(MaIN)와 조합하여(사례 1), 또는 BSC, 목표 관리, 포트

그림 4-2. '그룹 1'의 경우

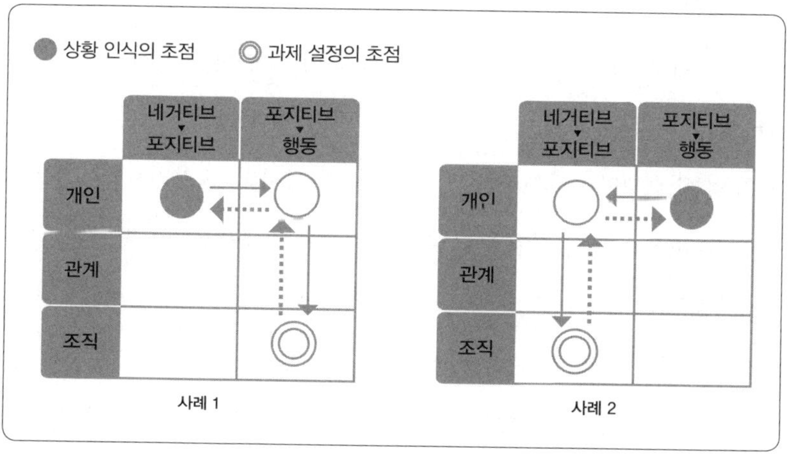

폴리오로 소집단에서의 워크숍과 코칭을 조합하여(사례 2) 기존의 조직을 변혁하기 위한 방법으로서 포지티브 매니지먼트를 활용했다는 점이 특징입니다.

(2) 관계 단계에서의 상황 인식에서 개인·조직 단계의 감정과 행동에 관한 과제를 설정하여 활동한다

'사례 2, 3'에서는 관계의 단계에서의 포지티브한 감정과 행동을 환기시키는 것(구성원들 간에 보다 좋은 관계를 형성)에 상황 인식의 중점이 존재합니다.

활동의 초점인 과제 설정은 개인 또는 조직 단계에서의 감정과 행동을 만드는 것을 지향하지요(그림 4-3).

이는 구성원들 간의 관계에서 생긴 감정과 행동을 개인과 조직의 단계에서 감정과 행동으로 연결하는 활동(실선 화살표)입니다. 아울러 거기에서 생긴 개인·조직 단계의 변화를 구성원들 간의 관계 강화·심화에 도움이 되게 하는(점선 화살표) 활동이기도 하고요. 조직 전체의 비전(예방논리豫防論理)과 개인 단계에서의 포지티브한 감정(중요한 가치)을 동시에 작용시킬 수 있는 연구(사례 3)와, 개인의 단계에서 간호조무사의 포지티브한 감정을 키우는 연구(코칭을 활용한 개별 대응), 그리고 조직 전체의 단계에서 간호조무사의 역할과 책임을 명확히 하는 활동(사건 메모)의 조합(사례 4)이라는 특징도 있습니다.

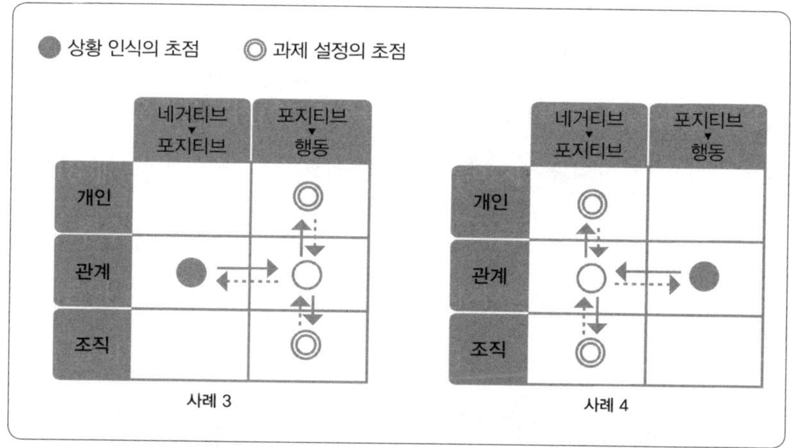

(3) 조직 단계에서의 상황 인식에서, 개인 단계의 감정과
행동에 과제를 설정하여 활동한다

'사례 5, 6'은 조직 단계에서의 포지티브한 감정과 행동을 환기시
키는 것(최종적으로 조직 구성원들 모두가 포지티브한 감정을 공유하거나 행
동하는 상황을 만드는 것)이 필요하다는 상황 인식하에서, 개인 단계에
서의 감정과 행동에 영향을 주는 활동입니다(그림 4-4).

조직 전체의 비전을 개인의 구체적인 행동과 연결시키거나, 조직
단계에서의 행동으로 개인의 포지티브한 감정을 키우는 것(실선 화살
표)과 함께, 개인의 단계에서의 감정과 행동이 조직의 비전을 강화
하거나 조직의 행동을 확대하게 하기 위한 제의(점선 화살표)를 한다
는 점이 특징이지요. 즉, 모범 사례를 외부에서 제공하는 것이 아니
라, 자신들이 포지티브 데비앙스(230페이지 〈그림 4-15〉 참조)를 발견

하여 개인의 단계에서의 포지티브한 감정을 환기시키는 구조를 만들거나(사례 5), 병원들 간의 교류의 장을 만들어 신입 간호사들의 불안과 불만을 해소시키고, 포지티브한 감정과 행동을 기르려는 시도(사례 6)인 것이지요.

그림 4-4. '그룹 3'의 경우

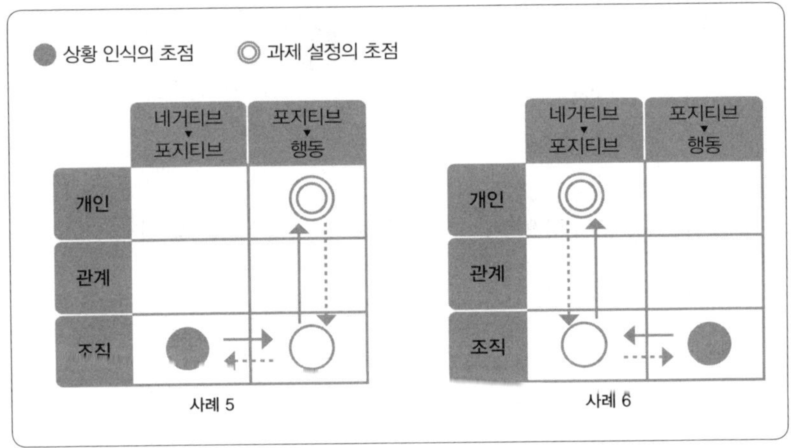

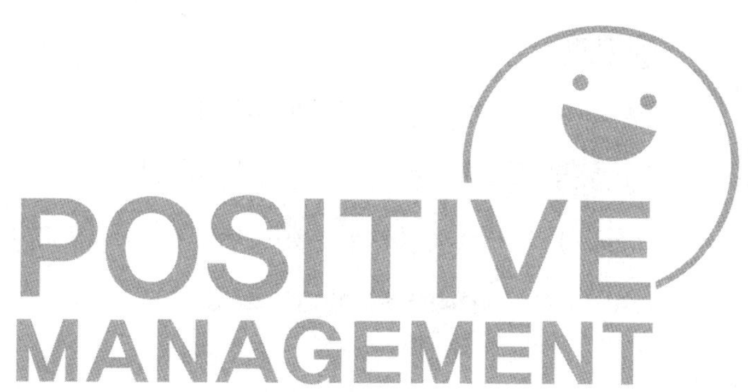
POSITIVE
MANAGEMENT

포지티브 어프로치에 의한
간호부장의 능력 개발과 지원

대화를 통한 가치의 공유와 미래지향적 목표 관리로 조직을 활성화

다카노 요우코 | 나가하마 적십자병원 간호부장

1. 목 적

매우 바쁘게 돌아가는 의료현장에서 간호부장이 보람을 느끼면서 관리 업무를 활기차게 수행하도록 능력을 개발하게끔 지원하는 체제를 만드는 것을 지향하고 있습니다. 그리고 장기적으로는 간호 조직의 핵심인 간호부장이 체인지 에이전트Change Agent(개혁촉진자)로서 사회의 요구에 맞춘 질 높은 간호서비스를 보증할 수 있도록 하고 있지요. 그리하여 간호사들이 일하기 편한 직장 환경을 만듦으로써, 병원이 활성화된 매력적인 조직으로 발전하도록 공헌할 수 있게 하고 있습니다.

2. 배 경

저희 병원은 응급센터 같은 '중환자를 위한 병원'으로서의 역할을 수행함으로써 지역에 공헌하는 것을 사명으로 여기고 있습니다. DPC(Diagnosis Process Combination, 일본식 포괄수가제)의 도입과 재원 일수 단축, 응급센터 진료환자 수 및 수술 건수 증가, 환자의 고령화처럼 의료 환경이 복잡해지고 다양해지는 가운데, 효율적이면서 환자의 요구에 맞춘 질 높은 의료서비스를 제공하도록 요구받고 있지요. 아울러 다양한 가치관을 가진 직원들에게 동기를 부여하고, 업무를 수행하려는 의욕을 가지도록 직장의 분위기를 조성해야 합니다. 그럼으로써 의료계를 이끌어나가는 인재를 잃어버리는 경우를 방지해야 하지요. 그런 모든 것이 간호부장이 담당해야 할 중요한 관리 요소라고 생각합니다.

그런데 저희 병원의 간호 부문은 대번에 세대교체를 환영했지요. 그래서 간호부장 경험이 3년 미만인 사람이 60퍼센트를 차지하고 있습니다. 그러나 간호부장의 교육 중 많은 부분을 외부 연수에 위임했을 정도로 병원 내에는 체계적인 교육 프로그램이나 지원 체제가 충분하지 않습니다. 간호부장들은 가뜩이나 바쁜 현장 관리 업무가 어지럽게 변화하는 현실에서 날마다 흔들리거나 피폐한 모습을 보이고 있었습니다. 간호부장들이 "성취감을 느낄 수 없다"라든가 "이대로 좋을지 자신감이 없다" 같은 이야기를 하는 경우도 자주 있더군요. 관리 능력을 향상시키기 위해 도입한 '목표 관리' 같은 프로그램도 위로부터 강요를 받고 있다는 느낌을 강하게 준다고 합니다. 그러다 보니 목표 관리에 따른 성과 점검에 대한 최소 책임량 관리가 이루어지는 것처럼 느낀다고도 하고요. 이는 눈앞의 업무를 처리하느라 힘이 다 빠져서 현상을 통해서 포지티브한 가치를 발견하지 못한 것이 문제라고 봅니다. 그래서 간호부장을 육성하는 체계적인 교육 프로그램과 지원 체제를 만들더라도, 관리하는 일의 가치를 발견하게끔 이끌어주지 않으면서 과제만 늘린다면 근본적인 해결을 할 수 없다고 봅니다.

때마침 이 시기에 대학원에서 포지티브 심리학을 배경으로 한 조직 개발 기법을 배우면서 매우 공감했습니다. 그로써 지금의 살벌한 현장에 부족한 것은 바로 어프로치임을 깨달았지요. 조직과 사람이 가진 포지티브한 면에 초점을 맞추고, 사람들이 서로 관계를 맺고, 가치를 서로 나누며, 조직에 따뜻한 피를 통하게 할 수 있는 어프로치 말입니다. 그래서 이 방법에 착안한 프로젝트에 집중했습니다.

3. 활동 방법 · 계획 · 경과

1) 프로젝트의 전체 모습

프로젝트는 다음(그림 4-5)과 같이 세 가지 프로그램으로 구성되어 있습니다.

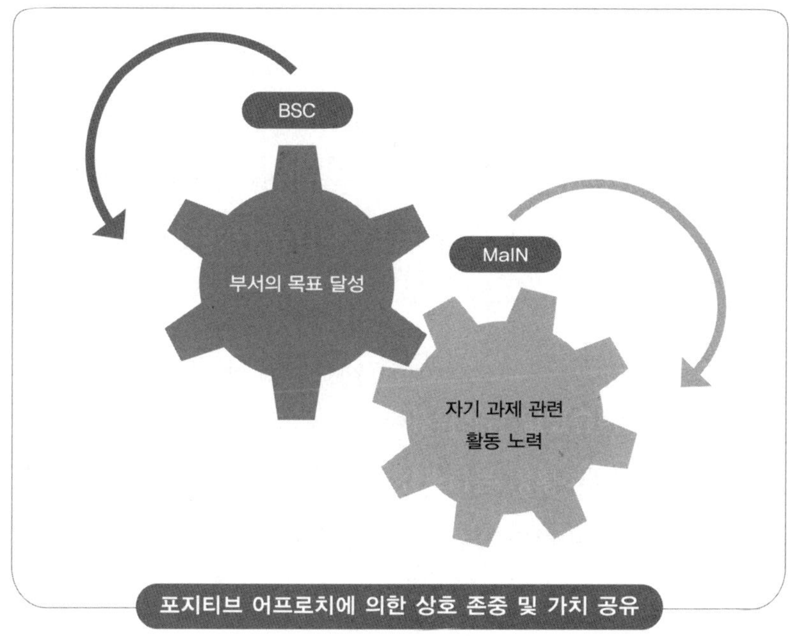

① 포지티브 어프로치를 이용한 숙박연수*를 실시한다.

② 균형성과기록표(Balanced Scorecard, BSC)를 활용하여 부서의
목표를 달성하기 위한 지원프로그램을 마련한다.

③ 간호사를 위한 간호관리지표(MaIN)를 활용하여 간호부장 자신
의 과제를 달성하기 위한 지원 프로그램을 마련한다.

BSC는 조직의 목표를 달성하기 위한 도구로, MaIN은 간호부장
개인의 성장을 위한 도구로 활용하기로 했습니다. 그리고 이 두 가

---

* 연수 때에는 강사의 파견을 휴먼밸류Human-Value라는 회사에 맡겼다. 그래서 '포지티브 어프
로치'라는 이름을 일관적으로 사용했다.

지 도구가 단순히 방법론을 도입한 것에 그침으로써 위로부터 강요를 받는 것 같은 기분과 부담감만 남기고서 끝나지 않도록 포지티브 어프로치로 프로그램 전체를 포괄했지요. 즉, 대화를 함으로써 일의 의미와 가치를 스스로 깨달아가며, 서로 관계를 강화하고, 포지티브한 감정을 기르는 기회가 이 활동에 필요하다고 본 것이지요.

2) 프로젝트의 목표

목표는 두 가지로 정했습니다. 하나는 간호의 중요한 가치를 심화시키고, 간호 관리 업무를 보람 있게 할 수 있도록 해주는 것입니다. 다른 하나는 목표 관리를 자율적으로 수행하도록 해주는 것이지요.

① 포지티브 어프로치의 연수

연수는 간호부장들이 자유롭게 이야기할 수 있도록 직장에서 벗어난 곳, 즉 숲에 둘러싸인 호숫가 펜션 같은 곳을 선택하여 1박 2일 일정으로 진행했습니다. 처음 하는 활동이기에 프로그램을 기획·실시하면서 외부 강사의 지원을 받았지요. 프로그램에서는 AI(appreciative inquiry, 137페이지 참조)라는 조직 개발 기법을 이용한 바, 이 연수는 하이 포인트 인터뷰로 시작된 4D 사이클의 과정(137페이지 참조)으로 구성되었습니다. 다음의 네 가지 세션을 실시하면서, 하나의 세션을 두 시간 정도씩 하루 반 동안 진행했습니다.

하이 포인트 인터뷰[*](디스커버리 과정) - 2인 1조를 이루었습니다. 그리고 인터뷰 시트를 기반으로 삼아 '기억에 남는 체험'이나 '소중하게 여기는 가치' 등에 대해 질문했습니다. 그럼으로써 성취감과 보람을 가장 많이 느낀 순간이나 체험을 공유합니다. 서로 이야기하는 체험을 통해 "마음이 따뜻해졌다" 혹은 "나 자신의 최고의 순간을 생각하니 눈물이 나왔다" 같은 감상을 들려주었지요.

포지티브코어 탐구(드림 과정) - 인터뷰 내용을 그룹이 공유하면서 자신들이 중요하게 생각하는 가치관도 공유하여 상징으로서 표현하게 했습니다. '승인', '지원', '보다 나은 인간관계' 같은 공유된 가치가 포지티브코어의 상징으로서 오브제objet(작품)로 표현되었습니다.

이상적인 미래와 바람직한 상태의 모습을 공유(드림 과정) - 여기에서는 포지티브코어가 최대한으로 발휘된 이상적인 직장의 미래상과 가능성을 이야기하고, 그것을 촌극(스킷skit)으로 표현했습니다. 어떤 그룹은 〈북풍과 태양〉이라는 이야기를 모티브로 미래의 직장을 표현했지요. '효율과 이익을 추구하고, 성과지상주의가 우선시되어 직원들이 피폐해져가는 조직'과 비교하여 '직원 한 사람 한 사람이 존중을 받고, 서로 지원해주는 따뜻함이 감도는 직장'이 이상적인 미래의 직장으로서 표현되었습니다.

---

[*] high point interview, 보람이나 성취감을 가장 많이 느낀 체험에 관한 인터뷰이다.

행동 목표를 선언(디자인 과정) – 연수의 마지막 과정에서는 직장에 돌아가 실천하는 포지티브한 작은 행동 목표를 각자 선언했습니다. 행사가 진행되는 외중에 대화가 왕성하게 이루어지면서 서로의 관계성이 좋아지고, 참가자 한 사람 한 사람이 전체 가운데 일부라는 일체감도 가지게 되었습니다. 그때 현장은 따뜻한 공기와 미소로 둘러싸여 있었지요.

현장에서의 지속적인 활동(데스티니 과정) – 연수 후에는 작은 행동 목표를 실행할 수 있고, 또한 연수에서의 활동을 평상시 관리에서도 되살릴 수 있도록 BSC로 목표 관리를, MaIN으로 자기 과제를 달성하면서 지속적으로 추가 작업을 했습니다.

② BSC를 활용한 부서 목표 달성 지원프로그램

BSC를 활용하여 각 부서의 목표를 달성하기 위한 PDCA 사이클이 순환되도록 지원했습니다.

이 프로그램에서 가장 중요하게 여기고 싶은 점은 워크숍을 위한 기회를 만드는 것입니다. BSC를 활용하여 목표를 달성하기 위한 PDCA 사이클을 단순히 업무의 흐름이 아니라, 포지티브한 관점에서 자신들의 일 그리고 구성원들과의 관계, 조직의 바람직한 상태를 되돌아보는 기회로 사용하려고 했던 것이지요. 3월에는 현상 분석으로 부서의 과제를 명확하게 하는 것까지 일련의 과정을 공유하는 워크숍을 위한 기회를 계획했습니다. 4월에는 BSC를 발표하는

모임을 만들어 각 부서의 비전과 중점 과제를 공유했고, 10월에는
중간발표회를, 그 다음 해 2월에는 성과 발표회를 하는 등 피드백을
위한 기회를 계획했고요(그림 4-6). 워크숍을 진행할 때에는 다음의
세 가지 사항을 의식했습니다.

그림 4-6. BSC로 PDCA 실행을 지원

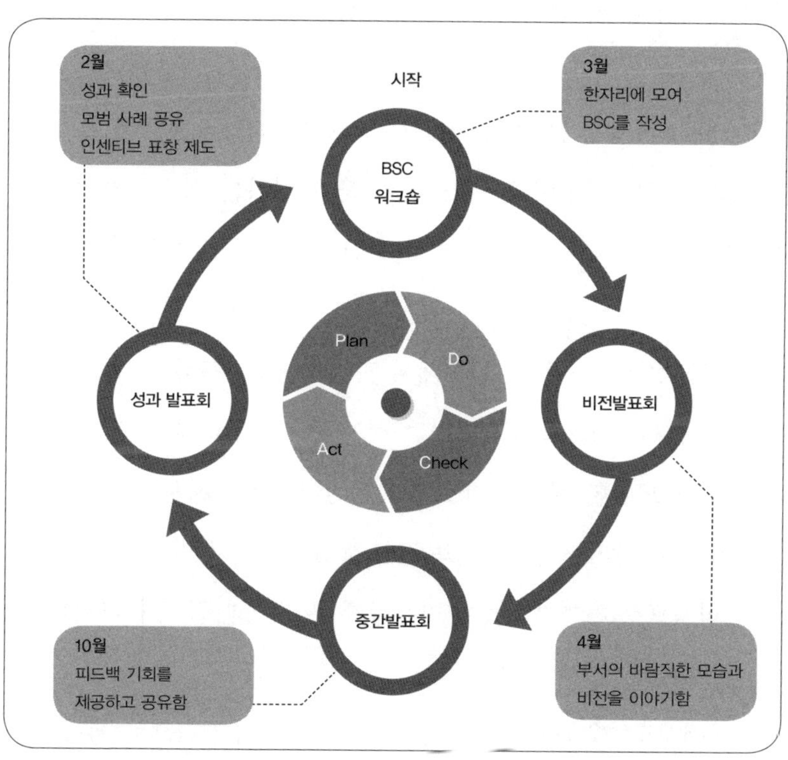

① 간호부장과 계장이 한자리에 모이는 기회를 만든다.

② 부서를 어떻게 이끌고 싶은지, 관련 문제의 예를 들기보다 비전
과 전략의 스토리를 미래지향적으로 이야기하는 기회를 만든다.

③ 중간발표회나 성과발표회에서 활동의 성과를 가시화하고, 나
누면서 서로 칭찬하는 기회를 만든다.

조직 분석으로 전략을 짜고 성과를 공유하기까지의 모든 의사 결
정 과정에 조직 구성원들 모두가 참가하여 주체성을 촉진하고, 구성
원들 간에 연대를 강화하도록 했습니다.

③ MaIN을 활용한 간호부장 자신의 과제를 달성하기 위한 지원 프로그램

MaIN은 간호부장이 관리에 대해 자기 평가를 함으로써 자신의
강점이나 과제를 밝히고, 그 결과로 간호 관리에 도움을 주는 도구
로 활용했습니다.

BSC를 전개하는 것과 관련해서 자신의 간호 관리 스타일(강점과
과제)을 낙관적으로 보고 관리하는 것이 중요하다고 생각했습니다.

MaIN을 도입할 때에는 간호부장 전원이 외부강사로부터 MaIN의
개요에 대해 강의를 듣고, 후속 작업의 일환으로서 연수에서는 월드
카페 형식으로 간호부장들이 자유롭게 관리 스타일이나 과제를 이
야기하게 했지요.

여기에서도 자기의 과제를 달성하기 위해 주체적으로 활동하는
것을 중시했습니다.

그럼으로써 자유롭게 대화하면서 각각의 과제가 무엇인지를 깨달
을 수 있게 하는 것도 중시했지요.

4. 포지티브 매니지먼트의 성과

1) 포지티브 어프로치의 연수 효과

① 참가자의 평가

　이틀간의 연수가 끝난 후 자유롭게 기재하는 형식의 설문 조사에서 가장 많이 나타난 키워드는 '동료와의 연대감'이었습니다(표 4-2). 또한 "연수 체험은 어떠했습니까?"라는 질문에는 "동료와 대화할 기회였다", "경험을 되돌아보는 기회였다", "즐거운 체험을 생각해봤다" 같은 키워드도 나왔고요. "여기가 마음 편히 말할 수 있는 곳임을 재확인했다", "혼자서 품고 있지 말고, 좀 더 많은 이들과 상담하면 좋다는 것을 깨달았다", "인터뷰는 간호사가 되려고 했을 때의

표 4-2. 연수가 끝난 후의 인터뷰 내용을 분석한 결과

연수 첫날	연수 둘째 날
1　동료와의 연대감	1　동료와의 연대감
2　경험을 되돌아볼 기회	2　즐거운 시간
3　즐거운 시간	3　미래를 지향함
4　중요하게 여기던 가치를 공유	4　성취감
5　성취감	5　마음이 북돋워진 듯한 기분
6　창의력 발휘	6　진취저 사고
7　공통적인 목적을 확인	7　자기 자신을 개방
8　미래를 지향함	8　현장의 동료들에게 영향을 줌
9　자기 자신을 개방	
10　자기를 여는 데 대한 저항	

(빈도가 높은 순)

초심으로 돌아가는 체험이었다", "성공 체험을 이야기하니 충실하고 열정적이던 순간이 떠올라 눈물이 나왔다"와 같은 긍정적인 의견도 많았습니다. 이렇게 연수가 끝난 후에는 "동료와의 관계성이 좋아졌다"라든가 "포지티브한 태도를 보였다"와 같은 긍정적인 변화도 보였지요.

② 워크숍의 효과

참가하여 체험했던 것에 대해 이야기하고, 듣고, 느끼고, 공유함으로써 창의적으로 만드는 방법이다보니, 일반적인 강의 형식과는 어프로치 면에서 전혀 달라서였을까요. 연수 참가자들은 처음에 어리둥절했습니다. 그러나 참가자들의 상호작용에 의해 분위기가 자연스럽게 조성되는 것을 깨달았지요.

이러한 분위기를 만드는 데 성공한 이유가 몇 가지 있습니다. 먼저 직장이라는 일상생활에서 떨어진 경치 좋고 공기 맑은 곳에서 진행했기 때문입니다. 그리고 사전 준비도 철저히 했지요. 연수 모임의 이름은 '어쨌든 편하고 여유롭게 이야기하자 ~ 메아리모임'이라고 짓고, 모두에게 초대장을 보냈습니다. 모임에서는 음악을 틀어놓고, 환영을 위한 음료를 준비했지요. 참가자들 모두가 대등하고 자유로운 입장에서 상대를 평가했고요. '점수를 매기지 않는다' 같은 규칙들도 만들었습니다. 간호부장도 계장도 다른 참가자들과 대등한 입장에서 모든 그룹워크에 함께 참가한 것도 효과적이었다고 생각합니다.

③ 포지티브 감정과 체험을 공유함으로써 생기는 효과

가장 인상에 남는 것은 하이 포인트 인터뷰 부분입니다. 자신들이 '중요하다고 생각하는 가치'와 '기억에 남는 경험'을 이야기하고, 심도 깊은 대화를 함으로써 자신들이 하는 일의 의의를 공유할 수 있는 시간은 연수의 중요한 핵심이었다고 봅니다. 동료들과 공유한 가치를 '이상적인 미래, 바람직한 모습을 공유'라는 부분에서 촌극으로 표현한 것도 인상적이었고요. 짧은 시간 내에 훌륭한 아이디어를 끌어내어 만든, 활기가 넘치는 미래 직장에 관한 스토리는 모두 즐겁고 포지티브하더군요. 그렇듯 짧은 시간에 이러한 성과를 만들어내는 상호작용의 힘에 감탄했습니다.

합숙이 끝난 후에도 연수의 마지막 과정에서 선언했던 작은 목표를 실행하는 모습이 돋보였습니다. "직원들과 이야기를 하면서 점심을 먹는다"라든가 "매일 열 명 이상의 스텝에게 감사의 마음을 전한다" 같은 작은 일입니다만, 직장 생활을 하면서 스스로 변화하려는 자세를 느낄 수 있었지요.

2) 목표 달성도 평가하기

BSC의 성과 발표 후 설문 조사에서는 간호부장으로서 변화한 점으로 "목표 관리를 의식적으로 하고, 직원들에게 적극적으로 제의하며, 다른 부서와 연대한다" 같은 키워드가 나왔습니다. 그리고 '팀 리더의 변화'와 '소집단 활동을 활성화', '의사와의 대화 촉진' 같은 간호부장의 변화가 주위에 좋은 영향을 주는 것도 보였습니다. 간호

부서 전체의 BSC 달성도는 4단계로 평가한 바, A평가(80퍼센트 이상 달성)와 B평가(70~79퍼센트)를 합치면 80퍼센트 이상의 달성도를 이끌어낼 수 있었지요. 즉, 활동에 따라 목표 관리 능력이 향상되었다면, 처음보다 상호 관계성이 좋아지면서 서로에게 영향을 미치는 높은 성과로 이어진다고 볼 수 있었습니다.

3) 과제 달성 지원프로그램 평가

MaIN의 실습은 월드카페World-cafe라는 자유로우면서도 대등한 입장의 공간을 만든 뒤 선배 간호사와 신임 간호부장들이 대화를 하는 식으로 진행했습니다. 특히 신임 간호부장은 MaIN을 계기로 간호부장들 사이에 배움의 기회를 만들고, 자신이 수행해야 할 과제와 행동 목표를 명확히 파악하여 노력하는 모습을 보였습니다. 그러한 활동 덕에 계획, 동기 부여, 교육, 커뮤니케이션, 조직, 안전 등 여섯 항목에 따른 레이더차트가 균형을 갖추게 된 간호부장들도 많았지요. 그래서 이러한 변화를 긍정적으로 보고 있습니다.

4) 프로젝트를 마치고

① 참가자의 평가

프로젝트가 끝난 뒤 포커스 그룹을 인터뷰했습니다. 인터뷰에는 '보람'과 '자신감'이라는 긍정적인 상태를 표현하는 키워드를 더했습니다. 각각을 구체적으로 살펴보면 '보람'이라는 카테고리는 "스텝이 성장하도록 지원할 수 있다고 생각할 때 보람을 느낀다"는 식의 이야기였습니다. 그리고 '자신감'의 카테고리는 "목표 관리를 하는 데 있어서 부서의 장기적인 안목을 볼 수 있게 되었다"라든가 "노력이 좋은 결실을 맺었을 때 성취감이 들면서 자신감이 생겼다"같이 역할에 대한 긍정적인 변화를 이야기했고요.

이로써 포지티브 어프로치가 조직 전체의 윤활유가 되면서 BSC와 MaIN 관련 활동을 고무시키고, 결국 간호부장이 능력을 개발하도록 지원해주는 것으로 이어지는 것도 봤습니다. 포지티브 어프로치 연수에서 키워진 '대화하는 태도'와 '포지티브한 감정'이 각 부서에서의 일상 커뮤니케이션과, 타 부서 및 타 직종 직원들과의 대화를 촉진시킨다고 봤습니다. 또한 조직 그리고 자기 자신의 강점과 가치관에 주목하는 것, 미래의 바람직한 모습을 명확하게 그릴 수 있고, 열린 가능성을 향한 긍정적 사고와 태도가 목표 관리를 하는 데 커다란 영향을 준다고 봅니다.

② 프로젝트가 끝난 후 직장에서의 변화

병원 밖에서 연수를 한 뒤에도 다양한 상황에서 대화를 할 수 있도록 환경을 만듭니다. 그럼으로써 의도적으로 계속 구성원들 사이의 신뢰감과 관계성, 동료 의식을 높이고, 서로 연대·지원하려는 자세를 강화시켰지요. 예를 들면 BSC의 워크숍에서도 병동과 외래, 병동과 방문간호 안내실, 외래화학요법실과 외과외래처럼 다 함께 컨퍼런스를 개최하거나 서로 협력하려는 자세가 보였습니다. 그리고 바쁜 부서에 대한 응원 체제도 반발 없이 잘 이루어지고 있지요.

지금도 2년마다 한 번씩 숙박연수를, 그리고 매년 BSC를 포함시킨 워크숍을 계속 진행하고 있습니다. 그리고 한 달에 한 번씩 간호부장회의를 열어 다 함께 학습하는 분위기를 계속 만들고 있습니다.

5. 정 리

지금까지 엄격하고 살벌하기까지 한 현장에서 근무하면서 피폐해지거나, 소외감을 느끼거나 한계에 이르렀다고 생각합니다. 아울러 스트레스 때문에 야위어가는 상황에서 어찌할 줄 몰랐을 것이고요. 그래서 필자는 조직 구성원들이 서로의 존재를 긍정적으로 인정하고, 따뜻한 지원 관계를 만들어내도록 변화함으로써 포지티브한 성과를 낼 수 있었다는 점을 이 프로젝트의 큰 성과라고 봅니다.

숙박연수처럼 대대적인 일을 진행하기는 어렵겠지요. 허나 일상적인 대화를 위한 상황을 조성하는 것은 가능할 것입니다. 직장에서 날마다 포지티브 어프로치를 활성화하는 분위기는 얼마든지 조성할 수 있지요. 일상적인 분위기에서 '직원들 서로의 관계를 더욱 깊게 하면서 안심하고 말할 수 있는 분위기를 조성'하는 것과 '부족한 것과 문제점에만 관심을 돌리지 말고, 강점과 가치를 물어 그것을 서로 나누는 분위기를 조성'하는 것은 성과로 이어집니다.

MIT의 대니얼 김 박사는 '성공의 순환'이라는 모델(그림 4-7)로 관계 만들기의 중요성을 설명했습니다. 그는 '관계의 질'을 향상시키면

'분단의 문화'가 '연결의 문화'로 전환되고, 사고와 행동 그리고 결과의 질에 대한 긍정적인 순환이 이루어진다고 말했습니다. 즉, 간호부장 스스로 포지티브 어프로치를 습관화함으로써 행동을 변화시키는 것은 조직에 좋은 영향을 미치는 것은 물론, 조직을 점점 발전시킨다는 것이지요.

그림 4-7. 성공의 순환 모델 (대니얼 김 주장)

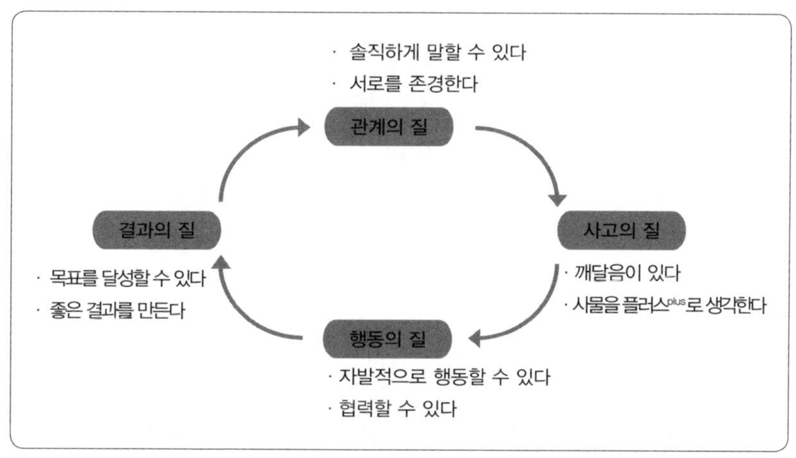

참고 문헌

1) 다카마 구니오 외 작성, 포지티브 어프로치
   http://www.humanvalue.co.jp/report/positiveapproach/02.htm
2) 이베 도시코 감수,《간호사를 위한 관리지표 MaIN》제2판, 2010, 의학서원

서로 지원해줄 수 있는 관계성에 착안한 목표 관리
포트폴리오 평가를 도입

오제키 지시 | 도쿄 도립 보쿠토 병원 간호과장

1. 목 적

병동 간호사의 주체성과 자율성을 향상시키기 위해 포트폴리오 평가*가 도입되었지요. 포트폴리오 평가는 목표 관리를 효과적으로 함으로써 계속 활기차게 일할 수 있는 직장 환경을 만드는 것을 지향합니다. 나아가서는 포트폴리오를 작성한 다음 중간발표회를 열어 서로 격려하고 지원해주는 관계를 형성함으로써, 직장에 대한 포지티브한 감정을 키우고 자발적으로 행동하도록 자기 자신에게 동

---

* 개인적으로 목표를 정하고, 그 목표를 달성하기 위해 합리적인 의사 결정을 하기 위한 학습법이다. 목표와 계획, 그리고 조사한 자료와 메모, 사고와 행동 등을 자유롭게 기록(포트폴리오)하여 그 내용을 토대로 평가하는 것으로, '종합적 학습에 대한 대표적인 평가 방법'이다.

기 부여도 할 수 있는 직장 환경을 만드는 것이지요.

2. 배 경

1) 목표를 관리하는 상황

현재, 필자의 병원에서는 도쿄도東京都의 소속 부국에서 나온 균형 성과관리(BSC)를 토대로 병원 및 간호 부서 그리고 병동의 BSC를 작성하여 목표를 관리하고 있습니다. 간호사들은 그것을 이해하고, '자기신고서'라는 소정의 양식에 조직에서의 목표와 자신의 능력을 개발하는 것에 대해 개인의 목표 및 노력에 관한 사항을 적고, 매년 3회씩 제출하고 있습니다. '자기신고서'를 제출한 뒤 관리직 담당자와 간호부장이 목표 관리에 대한 면접을 실시하는 바, 이는 매년 2회 (5월과 11월)씩 시행합니다.

필자의 병원 같은 급성기 병원은 매일 바쁘게 돌아가다 보니 '어느새 시간이 가버렸네!' 하는 상황에 빠질 수도 있습니다. 그래서 자신의 명확한 목표를 계속 유지하도록 스텝들끼리 서로 자극하고 격려합니다. 그렇게 함으로써 조직의 목표와 개인의 목표를 달성하는 것이지요. 이렇게 하면 간호사로서의 경력을 발전시키면서 프로젝트를 위해 노력할 수 있지요. 이러한 노력은 직장에서 스텝들이 관계를 중시하여 서로 지원하게 함으로써 직원들의 성장을 촉진하고, 직장의 활성화도 이룰 수 있지요.

2) 본 병원 병동에서의 간호 체제

프로젝트를 처음 시작했을 때 병동 간호사 수는 27명(간호부장 1명, 과장 1명, 주임 3명, 일반 22명)이었습니다. 간호사의 평균 연령은 34.0세, 간호사 경험 평균 연수는 11년(간호부장 제외)이었습니다. 간호사 경험 연수는 거의 균등하게 나뉘었고, 직장 내에서 서로 배우고 자극할 수 있는 관계로 이어지리라고 생각했습니다(표 4-3).

표 4-3. 간호사 경력 연수에 따른 비율

간호사 경력 연수	1년째~3년째	4년째~9년째	10년째~19년째	20년째 이상
비율	31%(8명)	23%(6명)	23%(6명)	23%(6명)

(N=26) 간호부장 제외

3. 포지티브한 활동의 내용

1) 목표 설정

'목표 관리'는 개개인이 스스로 목표를 달성하기 위하여 노력하는 것이지요. 이는 결과적으로 최대의 성과를 냅니다. 그래서 현재의 목표 관리를 보다 더 효과적으로 하기 위해서는,

① 개인의 목표와 그 노력을 명확히 하기 위한 포트폴리오 평가 기법을 도입한다.
② 조직의 목표를 달성하는 활동을 촉진하기 위해 병동간호사를

'의료 안전', '감염 예방', '교육', '환자를 위한 서비스' 등 네 개 그룹으로 나누고, 각 그룹이 목표 달성을 위해 노력하게 한다.

로 했습니다. 그래서 배움과 자극을 위해 그룹 각각이 목표를 달성하기 위한 활동 과정을 발표하거나, 그룹별로 포트폴리오 평가의 중간발표회를 실시하게 했지요. 병동의 간호관리자(간호부장), 부책임자, 주임 등 다섯 명이 1년간 힘을 합해 이를 기획 · 추진했습니다.

2) 6개월에 걸친 단계적인 노력(그림 4-8)

① 준비 기간(3월 말~4월 초순)

우선 조직의 목표에 따라 네 개 그룹으로 편성한 뒤, 그중 부책임자와 주임의 역할을 맡은 사람들이 활동을 진행하면서 간호사를 지원하게 했습니다. 간호사들의 그룹을 편성할 때에는 각자의 희망과 능력을 최대한 발휘할 수 있도록 간호부장과 부책임자와 주임이 정했지요.

그룹을 편성한 뒤 그룹의 일체감을 높이기 위해 그룹마다 이름을 짓고, 각 그룹이 조직의 목표에 대해 1년짜리 계획을 세웠습니다.

② 실천 기간(4월 중순~5월)

간호부장과 주임이 강사가 되어 '목표 관리', '간호사의 경력에 대하여', '포트폴리오 평가' 관련 학습 과정을 마련함으로써 지식을 강화하기 위해 노력했습니다. 이뿐만 아니라 간호사의 능력을 살려줄 정보와 학습 모임, 강습회, 학회 같은 자료와 정보도 제공했습니다. 이러한 활동들은 간호부장이 수시로 갱신하면서 진행했지요.

간호사 개개인에게는 한 해의 목표를 설정하고, 그 목표를 이루기 위한 노력을 가시화하기 위해 포트폴리오를 작성하게 했습니다. 또한 그러한 목표를 달성해야겠다는 동기를 부여하기 위해 간호부장과 간호사 모두에 대해 초기 면접을 시행했습니다.

③ 중간발표와 평가(10월)

활동이 시작된 지 반년이 지난 뒤 간호사들 스스로 개개인의 목표와 활동과 노력을 파악하고, 또한 개개인이 지금까지 한 일을 되돌

그림 4-8. 단계적 활동

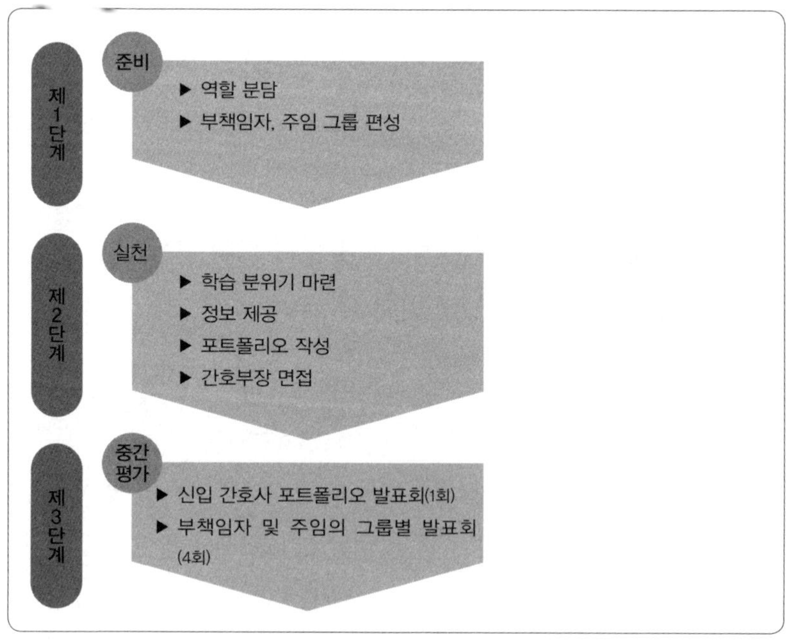

아볼 수 있도록 두 번의 중간발표회를 가졌습니다. 그중 한 번은 신입 간호사의 포트폴리오 평가의 중간발표회였지요. 기획, 사회, 진행은 간호부장이 맡고, 개최일 낮 근무자 전원, 간호담당과장, 그리고 다른 병동의 간호부장이 참석했습니다.

다른 한 번은 그룹별로 포트폴리오 중간발표회를 열었습니다. 이때에는 그룹 담당 부책임자와 주임이 기획, 사회, 진행을 맡았지요. 참가자는 그룹의 구성원들 전원 및 다른 그룹의 희망자들로 구성되었습니다. 중간발표회 후에는 참가자들이 의견을 교환했습니다. 그리고 그룹 전체의 중간발표회가 끝났을 때 설문 조사를 실시하고, 스텝들이 이러한 노력에 대해 어떻게 생각하는지를 자유롭게 적어 내도록 했습니다.

3) 1년간의 활동 노력

1년이라는 시간 동안 간호사를 위한 지원 능력을 강화하고, 목표와 정보를 가시화하기 위해 노력했습니다.

간호부장, 부책임자, 주임의 간호사 지원 능력을 강화하기 위해 코칭 롤플레이도 매월 1회 실시했습니다. 코칭 플레이의 목적은 직무에 대한 내적 성찰을 촉진하고, 간호사와 포지티브한 조직 감정을 이루어 간호사를 위한 효과적인 지원 능력을 기르는 것이었지요.

그리고 매월 A4지 반 정도 사이즈의 포스터를 만들었습니다. 이 중에는 목표 달성을 위한 메시지나 병동 BSC에 관한 내용, 자기신고서를 제출하는 시기, 포트폴리오를 평가하는 중간발표회의 일정과 같은 연간 일정을 소개함으로써 정보를 가시화하기 위해 노력했습니다.

4. 포지티브 매니지먼트의 성과

1) 중간발표의 효과

포트폴리오 평가의 중간발표 후인 11월에 병동의 일반 간호사에게 자유기재 방식으로 설문 조사를 실시했습니다(회수율 100퍼센트). 그 결과는 〈표 4-4〉와 〈표 4-5〉로 나타냈습니다.

포트폴리오 평가의 중간발표회에서 '동료들의 배우려는 자세에서 좋은 자극을 받은' 것은 지금까지 '알지 못했던 동료들의 목표나 노력하는 자세를 알 수 있는 기회'가 되었습니다. 그러니까, 초심을 잃고 헤매던, 특히 간호 경력이 1~3년 정도인 간호사들에게는 수년 후, 또는 10년 후나 20년 후의 자신과 '대화'할 수 있는 기회가 되었던 것이지요. 즉, 신참이거나 경력이 짧은 간호사들이 자기 자신에게 자발적으로 동기를 부여한 셈이라고 봅니다. 사실 경력이 다양한 선배들은 가까운 롤 모델이지요. 그들은 앞으로의 목표나 활동 방향을 디자인할 수 없는 신참이나 경력이 짧은 간호사들에게 자극을 주는 존재들이자, 눈앞의 목표가 되는 귀중한 존재라고 생각합니다.

또한 중간발표회를 통해 자신이 활동해온 것과 노력한 것을 많은 이들에게 보여주고, 그렇게 함으로써 동료들로부터 인정을 받거나 칭찬을 듣는 것은 경력을 쌓으려는 간호사들의 '자신에 대한 긍정적

표 4-4. 전년도의 것과 비교해본 금년도의 '목표 관리'를 위한 활동

- 자발적인 목표 관리로 적극적인 활동을 할 수 있었다.
- '경력'이나 '목표 관리'를 의식하게 되었다.
- 목표 달성을 위한 활동에 포트폴리오를 활용하여 활동하기가 쉬웠다.
- 중간발표회에 참여하여 배움의 기회를 구했다.
- 1년 전에 비해 활동을 확실히 하게 되었다.
- 앞으로의 경력이나 목표가 명확하지 않았었다.
- 목표 관리나 포트폴리오를 활용하지 못했었다.

표 4-5. 포트폴리오 중간발표회에서 가장 도움이 되었던 것이나 기억에 남는 것

- 동료들의 학습 내용이나 활동을 참고했다.
- 동료들의 목표와 배우는 자세를 보면서 좋은 자극을 받았다.
- 자발적으로 적극적인 활동을 할 수 있게 되었다.
- 동료들이 포트폴리오를 만드는 방법을 참고했다.
- 일상적인 업무에서는 들을 수 없던 동료들의 생각과 가치관을 알 수 있었다.
- 직장에서 인정받는 기회가 되었다.

인 생각'을 고양시켜줄 수 있습니다. 그럼으로써 '미래의 본인'에 대해서도 생각하게 되지 않겠습니까?

그리고 "일상 업무에서는 알지 못하는 동료들의 생각이나 가치를 알 수 있는 기회가 되었다"는 반응을 보면, 직장 내에서의 동류들의 생각이나 가치를 이해하고 존중하려는 포지티브한 조직 감정을 키우는 기회가 되었다는 것도 알 수 있지요. 실제로 중간발표에서 동료들이 노력하고 있음을 알게 되었을 뿐만 아니라, "그렇게 바쁜데도 성실하게 열심히 공부하고 있었네요. 대단해요. 저도 열심히 하지 않으면 안 될 것 같아요" 같은 반응도 있었고요. 또한 자신의 경력을 스스로 발전시키려는 의식이 높아지고, 자격증 취득 지원 제도를 이용하는 진학자와 병동 업무 관련 자격증을 취득하거나 희망 분야에서 장기 연수를 하려는 수강자도 나타나고 있습니다.

이러한 것들은 모두 직장 내에서의 인간관계를 더욱 좋게 만들며, 그럼으로써 조직의 강점이 되리라고 확신합니다.

2) 포트폴리오 평가의 도입과 그 활용의 효과

목표 관리를 효과적으로 하기 위해 포트폴리오를 활용하면, 간호사들은 목표 관리를 자발적으로 하게 됩니다. 실제로 간호사들이 진취적으로 목표 관리를 하면서 노력한다는 사실이 설문 조사로 밝혀졌지요. 이는 '나는 왜 목표를 관리하는가?', '간호사로서 어떻게 경력을 관리해야 하는가?'를 생각할 수 있는 기회도 준 것 같고요.

포트폴리오를 작성하면 자신이 세운 목표의 '성과'와 그것을 위한 '자신의 노력'을 눈으로 확인해볼 수 있습니다. 이것이 간호사 자신에게 동기를 부여해주면서 간호사 자신을 성장시킨다고 생각합니다.

3) 조직의 목표를 달성하기 위한 노력

소그룹을 만든 간호사들이 조직의 목표를 달성하기 위해 노력하면서 연대감까지 형성했다고 생각합니다. 그들은 각 그룹에 독특한 이름을 붙이고, 즐겁게 연대하면서 1년 동안 계획적으로 노력하여 조직의 목표를 달성할 수 있었지요. 특히 인상적인 그룹은 '의료 안전' 그룹이었지요. 그 그룹은 낙상 사건을 전년도에 비해 35퍼센트나 감소시켰습니다. 이는 그 그룹의 목표인 의료 안전이 그들의 노력에 의해 병동 전체로 확산된 결과인 것입니다.

또한 이러한 노력이 이루어지던 때, 선배간호사가 같은 그룹의 후배간호사에게 그룹의 목표에 관련된 내용의 학회를 소개하기도 했지요. 그러자 그 후배는 자신의 동기들에게 권유함으로써 세 명이 함께 학회에 참가했다고 합니다. 권유를 받았던 후배간호사 두 명은 처음으로 학회에 자발적으로 참가했으며, "처음 하는 경험이라 긴장하긴 했지만, 좋은 공부가 되었습니다"라고 말했습니다.

나아가서는 부책임자와 주임이 목표를 달성하기 위해 담당 그룹의 구성원들을 지원하려고 매월 코칭-롤플레잉으로 서로의 노하우를 배웠습니다. 이로써 자신의 성향과 약점을 파악하고, 문제도 극복하기 위해 동료들과의 관계를 돈독히 했지요. 결과적으로 간호사들을 위한 보다 더 효과적인 지원으로 이어졌다고 생각합니다.

4) 간호관리자의 관계

간호관리자는 간호사 자신이 동료들과 관계를 맺으려고 노력하는 과정에서 목표를 관리하고 경력을 쌓을 수 있두록 '보이지 않는 곳에서 지원하는 것'이 중요하다는 사실을 깨달았습니다. 즉, 간호관리자의 역할은 간호사들이 '나도 스스로 생각할 수 있다'는 생각과, 성취감과 자신감을 가지고서 자신이 성장하고 있다고 여기며, 다음 단계로 발전할 수 있도록 지원하는 것이라고 생각합니다.

5. 정 리

　같은 곳에서 오랫동안 계속 일하는 것이 당연하다고 여겨지는 오늘날에는, 직원들 스스로 항상 목표를 관리하고 경력을 개발함으로써 성장할 수 있는 환경을 만들어내야 합니다.

　그 일환으로 '목표 관리'의 개념을 자기 관리를 너머 관리자나 간호사 들의 관계 맺기로 연결시키는 것이지요. 그럼으로써 서로 자극하고, 함께 성장하게끔 관리해야 합니다.

　직원 한 사람 한 사람이 '목표'를 달성하도록 자율적으로 노력하게끔 직장 전체가 지원해준다면, 그리고 목표를 달성하기 위한 과정과 성과를 상사와 동료로부터 인정을 받게 된다면, 활기차고 진취적인 마음으로 자신의 역량을 발휘함으로써 자신감도 가지게 될 것이라 봅니다. 그러면 한 직장에서 계속 일할 수 있겠지요.

참고 문헌

1) 스즈키 도시에 지음, 《목표 관리와 포트폴리오로 성공한다!》, 메디컬프렌드출판사, 2010
2) 스즈키 도시에 지음, 《포트폴리오와 프로젝트 학습》, 의학서원, 2011
3) 가와노 슈이치 지음, 《모티베이션 업의 목표 관리》, 메디컬프렌드출판사, 2011
4) 이가라시 히데노리 지음, 《(개정판) 목표 관리의 본질》, 다이아몬드사, 2011

사례 3

중요한 가치를 공유함으로써
간호의 질과 효율성을 높인다

사카이 후미 │ 마츠야마 적십자병원 중앙수술실 간호부장(프로젝트 진행 당시)
　　　　　　│ 현재 마츠야마 적십자병원 교육연수 추진위원실 간호실장

1. 목 적

　의료제도를 어떻게 개혁하느냐에 따라 의료서비스를 제공하는 시스템이 바뀌지요. 그에 따라 간호의 효율과 질 향상이 문제시됩니다. 그런 가운데 《예방논리》*라는 개념에 맞춰 컨퍼런스를 실시함으로써 '중요한 가치'를 공유하고, 수술과 간호의 질을 보증하는 시스템을 만드는 것이 이번 사례의 목표입니다.

---

* 사회와 기업을 다양한 리스크로부터 보호하는 활동으로, 평소에 올바른 행위와 최선을 다하는 행동을 함으로써 바람직한 모습을 조직 구성원들에게 인식시키는 것이 제일 중요하다고 이야기한다. [1)

2. 배경과 현상 분석

수술실은 밀실과 비슷하고, 상당히 높은 수준의 어려운 기술이 사용되기 때문에 의료사고가 일어날 위험이 높지요. 아울러, 첨단 의료기술이 사용되니 갑자기 위험한 상황에 놓이기도 합니다. 그렇기 때문에 의료전문가의 높은 윤리관에 의지해야 하지요. 그러나 환자와 가족의 가치관이 다양해지면서 재원 일수 단축과 의료비 억제, 의료기술의 진보, 의료종사자들이 지치는 데 따른 불만 등이 어우러져 복잡한 윤리적 과제가 생겨났습니다.

또한 수술 건수가 증가하고, 새로운 수술 방식이 도입되면서 간호 업무의 양이 증가했으나, 일손이 많이 부족하다 보니 간호사들도 지치면서 불만의 목소리도 높아졌습니다. 소통 부족으로 인한 실수나 감정적인 대립도 일어나다 보니, 수술에 참여하는 동료들 간에 수술 방식과 기계에 관한 이야기만 하기도 했지요. 그러다 보니 간호사들 사이에서 "어쩔 수 없지"라든가 "소용없어. 그래서 의식하지 않는 거야" 같은 식의 의욕 저하가 느껴졌습니다.

그래서 'ㅇㅇ하고 싶다'라든가 'ㅇㅇ이 과제' 같은 내용을 간호사 33명을 대상으로 하여 KJ법으로 뽑아봤습니다. 그 결과 '유급휴가를 원한다'라든가 '시간외 업무가 많다'처럼 근무 형태에 관한 의견이 많이 나타났습니다. 한편으로 간호의 질에 관한 내용은 보이지 않았지요. 간호사들이 수행하는 간호의 질에 관한 의식도 낮다고 느껴졌고요. 또한 저희 병원 간호 부서의 윤리위원회가 실시한 조사에서는, 저희 병원에서 수술실 간호사들은 다른 간호사들에 비해 윤리적 문제에 직면하는 경우가 많다는 사실도 확인했습니다.

수술실 운영은 다양한 직종들의 가치관 그리고 수술실을 이용하는 18개 진료과의 가치관에 따라 이루어지지요. 그리고 앞으로도 수술 건수가 증가할 것입니다. 그런데 지금과 같이 지나치게 힘든 스케줄이 계속되면 간호사들은 더욱 지치겠지요. 그러면 환자와 간호사 들의 안전이 위협받게 될 것입니다.

저는 수술실 간호부장으로서 이러한 위기를 극복하고, 한 사람 한 사람의 강점을 살리면서 팀을 이루어 서로 도우며 활기차게 일할 수 있는 직장을 만들어야겠다고 생각했습니다. 그래서 서로를 인정하면서 서로에게서 배울 수 있는 문화를 만들고자 이 프로젝트에 착수했지요.

3. 주요한 노력

1) 중요한 가치를 분명히 한다

'좋은 간호사가 되고 싶다'라고 하면서도 동료들과 갈등을 빚고, 그러다 보니 팀원들 각자가 따로따로 행동하는 상황을 어떻게 하면 바꿀 수 있을까요? 그렇기 때문에 '예방논리의 관점을 받아들여 수술실에서의 간호에 대한 생각과 가치를 공유할 수 없을까?'라고 생각했습니다.

그래서 우선 간호사들에게 예방논리를 소개했습니다. 그리고 간호사들의 참여와 협력을 이끌어내기 위해 현장에서 일하면서 딜레마를 느낀 사례에 따라 "우리는 이런 간호를 하고 싶다"는 주제로 이야기를 나눴지요. 그 과정을 통해 해당 수술실에서 '중요한 가치'를 추출해내고, 이것을 목표로 행동하기로 합의했습니다. 여기서 중요한 가치는 '이 수술실에서 수술을 받는 환자와 가족의 안심과 안전' 그리고 '행복'입니다. '행복'이라는 가치는 "수술실에서 일하는 한 명 한 명이 행복하지 않으면 좋은 간호를 할 수 없다"는 생각을 어느 간호사가 '행복'이라고 표현한 것에서 따왔습니다.

2) '중요한 가치'에 기초한 실천을 공유

'중요한 가치'를 공유하고, 이것에 기초한 실천을 권장하기 위해 회의도 적극적으로 했습니다. 이전에는 1년에 2~3회 밖에 실시하지 않았던 회의입니다만, '참가하고 싶은 회의'라는 방침을 내걸고 수술간호인증 담당 간호사가 적극적으로 화제를 제공하여 학습을 촉진했습니다. 부장은 각 수술실을 돌며 '중요한 가치'에 기초한 실천 사례를 골라냈고, 회의에서는 당사자에게 '실천한 간호 사례'를 이야기하게 했지요. 그럼으로써 경험 공유를 촉진하고, '중요한 가치'에 기반을 둔 실천과 그 자신의 이야기를 해준 데 대한 감사의 마음을 전했습니다. 그리고 병동의 간호부장을 통해서 환자의 수술 경과를 확인하고, 수술실에서의 간호가 환자에게 가져온 결과를 구체적으로 피드백했지요. 결국, 실천한 간호의 성과를 실시간으로 확인한 간호사들은 즐거워했지요. 그러자 다른 간호사들도 그 실천 내용을 "가르쳐달라"고 질문하거나, "다음은 ○○을 연구해보려고 한다"는 식으로 진취적인 노력을 하기에 이르렀습니다.

한편으로 "이렇게 바쁘니 회의 같은 것은 할 수 없다", "뭐라도 하려고 하면 (회의에서) 한 소리 듣는다"는 말도 있었습니다. 회의에 대한 직원들의 부담이 큰 것은 아닌지, 저 자신의 독선적인 노력에 불과한 것은 아닌지 같은 생각이 떠올라 마음이 흔들린 적도 있었고요. 그때 계장님이 제 이야기에 귀를 기울여주고 지지해주셨지요. 그래서 계장님과 함께 궁리했습니다.

그동안에도 간호사들은 "○○이기 때문에 ○○해두었습니다"라든가, "○○로 괜찮지요?"라고 물으면서 행동하고, 그러한 행동을 각자가 주체적으로 '중요한 가치'와 대조하고 생각하기에 이르렀습니다. 그리고 다른 직종의 간호사들도 여기에 동참함으로써 스스로 문제를 해결하려는 자세를 보여주었지요. 또한 해당 간호사들을 인터뷰해봤더니,"다른 간호사들이 지지해주었다"는 등 주변 사람들의 지지와 격려로 용기를 얻음으로써 환자와 그 가족의 옹호자로서의 자각과 보람을 느끼는 것도 확인했지요.

그즈음 저는 '중요한 가치에 기반을 두고서 실천하려면 실천의 환경이 있어야 한다'고 생각했지요. 그러니까 대량 출혈이 예상되는 수술, 여러 진료과들의 관계자들이 다 함께 집도하는 수술, 장애아 출산과 같은 상황에서 '중요한 가치'에 기초하여 환자와 가족의 입장에서 각자의 생각을 들은 뒤 회의를 하고, 수술 팀의 합의 아래 환자와 가족의 생각을 따르도록 준비했지요. 그렇게 문제를 하나씩 처리하면서 수술을 끝내자 환자를 둘러싼 간호사들이 자연스럽게 박수를 치는 경우도 있었습니다. 간호사들은 문제를 해결하는 과정과 좋은 결과를 체험함으로써 "나도 바꿀 수 있다"는 확신을 가진 것이지요.

3) 수술간호인증 담당 간호사의 지원

저희 병원에는 두 명의 수술간호인증 담당 간호사가 근무하고 있습니다. 이러한 강점을 살리기 위해 인증 담당 간호사와 함께 수술 간호의 질적 보증을 위한 과제도 출제했지요. 그 과정에서 그 두 간호사들이 정맥혈전색전증 예방과 수술 부위 감염 예방을 위한 노력을 강화하고 싶다고 생각하는 것도 알게 되었지요. 그러나 이전의 노력이 잘 진행되지 않아서 "어떻게 해야 할지 모르겠어요"라든가 "힘이 다 빠진 것 같아요"라는 말도 들었습니다. 한편 계장으로부터 "결과를 남기고, 다른 간호사들에게 납득시키는 것이 좋겠네요"라는 지적도 들었습니다.

그래서 우선 정맥혈전색전증 예방 프로젝트를 만드는 활동을 수술실의 과제로 삼았습니다. 그 첫걸음으로서 인증 담당 간호사와 함께 기획서를 작성한 뒤, 정맥혈전색전증 예방 프로젝트를 만들도록 수술실 실장, 간호 부서, 의사, 검사기사 들에게 제의했습니다. 그러나 "인증 담당 간호사가 할 수 있을까요?" 같은 네거티브한 의견도 있다 보니 프로젝트를 실시하는 것을 주저하기도 했지요. 그러나 "비용과 노력이 들더라도 가능한 예방책을 실시하는 것은 환자의 안전을 위해 필요합니다. 협력하겠습니다"라는 류머티스과 의사의 격려를 받고 실행에 옮겼습니다.

이 활동은 직종 및 진료과의 벽을 넘어 병원 전체로 확산되었습니다. 그리하여 어느 직종에서도 직접 프로젝트에 대해 상담할 수 있게 되었습니다. 또한 검사 부서에서는 야간의 검사 항목을 늘리자는 제안이 나오면서, 보다 더 확실한 진단과 조기 치료가 가능해졌지요. 그리하여 인증 담당 간호사는 수술실에서 병동으로도 활동 영역을 넓혀갔습니다.

4. 결 과

7개월에 걸친 이 프로젝트에서 간호사들은 '중요한 가치'를 활용하면서 수술 팀의 일원으로서 서로 이야기하고, 그 과정과 결과로부터 배우며, 회의를 통해 각자가 배운 것을 공유했습니다. 그것은 다음과 같은 효과를 보였습니다.

1) 안전성과 질의 향상

전년도와 비교하여 인시던트(사건·사고) 보고 건수가 매월 5.4건으로 감소했습니다(t=1.77 유의차有意差*없음). 인시던트 수준의 분류

---

* 통계적으로 의미가 있는 평균이나 비율의 차이다. _옮긴이 주

에서는 '수준 0'과 '수준 1'의 '환자에게 피해 없음'이라는 비율이 약 10퍼센트 증가함으로써 안전성이 향상되었다고 말할 수 있지요(그림 4-9, 그림 4-10).

또한 프로젝트가 끝난 후의 인터뷰에서 간호사들은 "모르고 있던 문제의 해결책을 찾았습니다", "지금까지는 할 수 없다고 단념했던 것도 해냈지요", "큰 문제로 발전할 상황을 미리 예방할 수 있었습

그림 4-9. 인시던트(사건 · 사고) **보고 건수의 월별 비교**

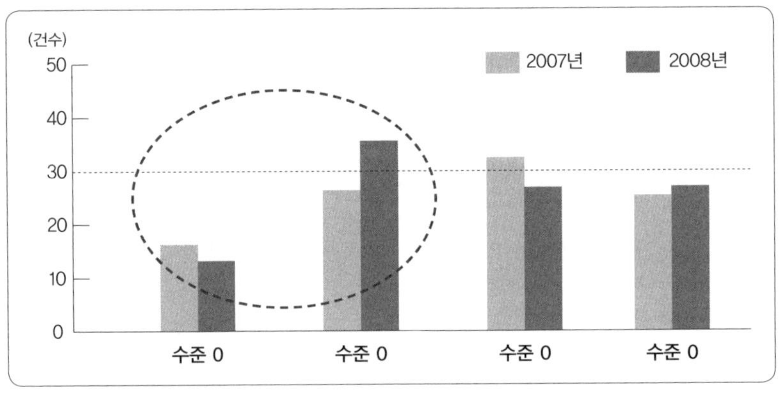

그림 4-10. 인시던트 수준 분류

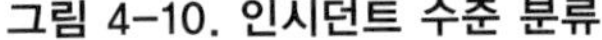

니다” 같은 이야기도 했습니다. 대상자 15명 전원이 전년도와 비교하여 수술간호의 질이 향상되었다는 것도 실감했다고 했고요. 그리고 수술실 실장은 “간호사들이 문제를 공유하고 있으며, 마취과 의사와의 소통도 잘 이루어져 개선을 할 수 있었습니다”라고 간호의 질 향상에 대해 평가했습니다.

2) 업무의 효율화

전년도와 비교하여 수술 건수에 유의차는 없었습니다. 하지만, 계장 한 명의 결원과 정규간호사의 감소라는 상황하에서 시간외 근무 시간은 매월 평균 8.6시간 감소($t=5.88$ P $\langle$ 0.01)했지요. 이를 비용으로 환산하면 간호사를 위한 초과근무수당이 약 300만 엔 줄어든 셈입니다(그림 4-11, 그림 4-12). 이는 업무의 효율화와 비용 절감은 물론, 수술과 관련된 간호사들의 신체적·정신적 부담을 줄이는 데에도 공헌했지요. 또한 수술실의 효율적 가동은 수술을 위해 대기하는 환자와 그 가족의 부담을 줄여주고, 수술 후 관리가 이루어지는 병동으로도 효과가 이어졌습니다. 이로써 수술에 관련된 전 직종과 관련 병동으로의 영향이 크다고 추측할 수 있었습니다.

3) 간호사들의 반속감

프로젝트가 끝난 후 간호사들을 인터뷰했더니, “간호할 때의 기분이 좋아졌습니다”, “지식을 공유했습니다”, “안전과 효율의 균형을 이루었습니다”, “가슴이 설렙니다” 같은 포지티브한(긍정적인) 의견이 많이 나왔습니다.

인증 담당 간호사들은 "주위에서 인정해주었습니다"라든가 "제 생각이 실현되었습니다" 같은 보람과 성취감을 느낄 수 있는 말을 많이 했습니다. 그들 주위의 간호사들도 인증 담당 간호사의 활동을 인정하고, 그들에 대한 신뢰감을 높여가는 것을 느낄 수 있었습니다.

그림 4-11. 수술 건수의 추이

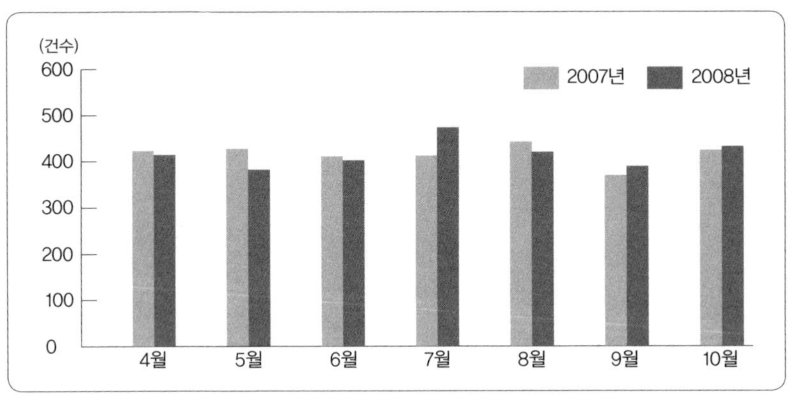

그림 4-12. 시간외 근무 시간의 추이

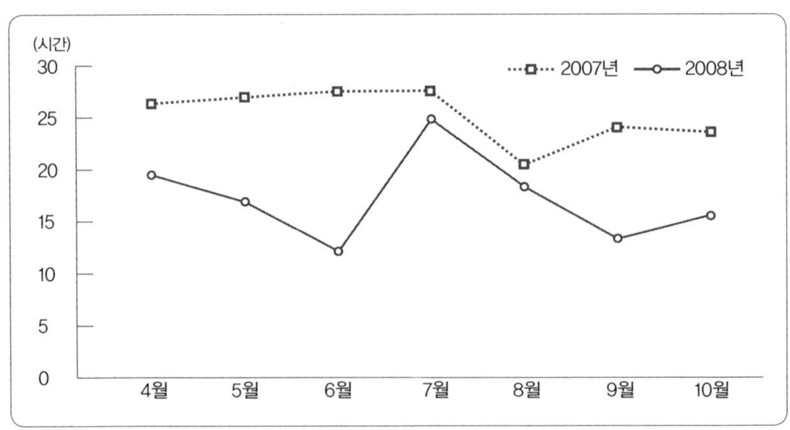

5. 포지티브한 가치를 공유하는 데 따른 성과

1) '중요한 가치'를 공유하는 의식

'중요한 가치'를 공유하는 것에 기초한 실천은 소통 부족으로 인한 실수나, 수술 전 평가가 부족해지는 상황의 감소, 간호사들의 안심과 만족감으로 이어졌습니다. 해당 수술실에서 '중요한 가치'는 판단의 기준이 되면서 팀원들 모두가 공유하는 소통 도구가 되었고요. 그러니까 '중요한 가치'를 표현하는 것은 직원들 스스로 정한 목표인 '행복'을 추구하려는 의욕이 생기게 합니다. 그래서 '중요한 가치'를 공유한 것도 중요하다고 생각합니다.

2) 안전과 효율의 상승 효과

'중요한 가치'를 공유하고, 서로를 인정하며, 서로에게서 배울 수 있는 질質을 보증해주는 구조를 만들었더니, 안전성이 향상되고, 효율화가 촉진되었으며, 간호사들의 안심과 만족감이 향상되는 것을 볼 수 있었습니다. 이것은

① '중요한 가치'에 기초한 실천과 판단 기준을 공유함으로써 자율적으로 보다 더 나은 임상 판단을 이끌어낼 수 있었다.

② 수술 준비를 적절히 하여 트러블을 예방하고 수술을 자연스럽게 실시하니, 간호사들이 안심하게 되었다.

③ ①과 ②의 결과 환자의 안전성이 높아졌다. 환자의 안전은 효

율적인 수술실 운영으로 이어져 간호사들은 안심하고 여유를 가지게 되었다. 이는 다시 환자의 안전을 더욱 향상시켰다.

라고 하는 올바른 상승 효과를 이루어냈다고 생각합니다. '안전'과 '효율'은 어쨌든 양립할 수 없다고 생각하기 쉽습니다. 그러나 포지티브한 가치를 공유함으로써 스스로 하고자 하는 의욕을 끌어내고, 그것을 기초로 좋은 사이클을 만듦으로써 큰 성과로 이어졌다고 생각합니다.

6. 정 리

"이 프로젝트로 포지티브한 가치를 공유하면, 직장의 분위기를 이렇게 바꿀 수 있구나!" 싶더군요. 저는 이러한 경험을 함으로써 그 후 간호관리자로서의 실천을 할 때 용기를 가질 수 있었지요.

질 좋은 간호를 제공하는 것은 환자와 그 가족에게 공헌하는 일입니다. 아울러 간호사들의 만족감을 높이고, 성장을 촉진하며, 활기차게 해주지요. 프로젝트를 시작하기 전에는 다양한 가치관을 가진 팀의 구성원들 각자가 다른 생각을 했습니다. 그러나 '중요한 가치'가 팀의 구성원들 한 사람 한 사람을 연결하는 접착제 역할을 하니 팀 전체가 하나가 될 수 있었지요. 그래서 팀이 커다란 성과를 얻을 수 있었다고 생각합니다.

참고 문헌

1) 미즈오 준이치 지음, 《전략적 CSR 관리와 기업경영》, 일본경영윤리학회, CSR 연구부
   회 리포트
   http://www.nikkei.co.jp//csr/pdf/enquiry_n_csr_report01.pdf

간호사–간호조무사와의 팀 구성

간호조무사의 지원과 활용

이리에 아키코 | 데이쿄대학 치바 종합의료센터 교육부장 · 병동부장

1. 목 적

보건 · 의료 · 복지 서비스의 제공 시스템이 격변하고, 이에 따라 간호사에게 요구되는 역할도 확대되면서 고용 상황에도 변화가 일어나고 있습니다. 1996년에 발표된 《간호조무사의 업무 범위와 그 교육 등에 관한 검토 보고서》[1]를 보면 이미 간호사와 간호조무사가 팀을 짬으로써 양질의 간호 서비스를 효율적으로 제공할 수 있다는 점과, 팀을 이루고 운영하는 능력이 간호관리자에게 요구되었음을 알 수 있습니다. 그러니 환자에게 가장 가까운 존재로서 다양한 역할을 맡고 있는 간호조무사들을 간호관리자가 적절하게 지원해줌으로써 서비스의 질적 향상을 이룰 수 있다는 것이지요.

2. 배경과 현상 분석

저희 병원은 병상 수 517개, 진료과 수 19과, 입원 기본료 7:1, 간호직원 400명 규모의 대학병원입니다. 이 가운데 간호조무사는 48명입니다.

1) 간호조무사의 고용 형태와 이직 문제

간호조무사는 세 타입으로 나눌 수 있습니다. 첫째는 간호조무사의 경험을 가진 정규직 직원이거나 업무 위탁 같은 다양한 직업적 배경을 가진 간호조무사입니다. 둘째는 간호사 국가시험을 칠 수 있는 자격을 가진 간호조무사입니다. 셋째는 간호사면허가 없는 비정규직 간호조무사이지요. 평균 연령은 48세이지만, 간호조무사 중 63퍼센트는 나이가 50세 이상인 정규직 직원이었습니다. 그리고 간호조무사 전체의 70퍼센트가 업무 경험이 13년 이상이었습니다. 한편 30퍼센트는 경험이 3년 미만으로, 위탁 간호조무사라든가 간호사 국가시험을 칠 수 있는 자격을 가진 간호조무사였습니다.

제가 조사를 하던 당시에는 간호조무사들의 이직률이 꽤 높았습니다. 특히 위탁 간호조무사의 정착률은 매우 낮은 편이었지요. 아울러 간호조무사의 고령화에 따라 정년퇴직자가 늘어나고, 간호조무사의 건강 관리 문제도 나타나고 있었습니다. 그리고 위탁 간호조무사의 이직은 저희 병원에서 이루어지는 적절한 서비스의 계속성과 안정성에 영향을 미치고 있었습니다.

2) 간호조무사의 이직 이유

취업 상황과 이직 원인을 파악하기 위해 정규직 간호조무사만으로 한정하여 인터뷰를 해봤습니다. 그 결과 위탁 간호조무사를 채용한 경우가 정규직 간호조무사의 이직이라든가 직장에서의 인간관계에 막대한 영향을 미쳤다고 추측할 수 있었습니다.

① 신분 보장, 직장 평가, 대우 면에서의 불만의 목소리

이직 이유 중 하나는 업무 위탁 노동자가 고용되는 것을 본 간호조무사들이 "이러다가 직원 모두 위탁 업무자로 변경되는 거 아냐?"라고 수군거리면서 신분을 보장받지 못하는 것 아닌가 불안스러워하는 경우였습니다. 그리고 긴 경험을 통해 지식과 기술을 몸에 익힌 간호조무사가 제대로 평가받기를 원했기 때문이기도 했고요.

더욱이 위탁 간호조무사는 위탁회사마다 급여·대우 면에서 차이가 있음을 입사 전에 알고 있었습니다. 이는 실제로 업무 중에 불만의 계기가 됨으로써 다른 직원들과 화합하지 못하고, 결국 이직으로 이어진다는 사실도 파견직 직원들의 리더에게서 보고 받았습니다.

② 정신적·교육적 지원의 불충함이 원인

이러한 점들은 간호조무사에 대한 정신적·교육적 지원이 충분히 이루어지지 못했기 때문이라고 볼 수도 있지요. 간호조무사는 환자와 그 가족은 물론, 간호사를 비롯한 다양한 직종의 사람들과 관계를 맺으면서 업무를 하고 있습니다. 그러나 전문직에 비해 권한은

적고, 몸과 마음의 부담이 큰데도 제대로 지원을 받지 못하고 있지요.

그렇기 때문에 병원 측이 외부 업자에게 관리를 일임해온 간호조무사들을 위해서도 서비스의 질을 향상시키려고 노력해야 합니다. 즉, 해당 병원에서 근무하는 내내 적절한 직무를 수행하게끔 교육과 지원을 해주어야 하지요.

3. 노력의 내용

그래서 간호조무사를 위해 ① 활용 시스템 확립, ② 능력을 향상시켜주기, ③ 간호관리자가 개별적으로 지원해줌 등을 목표로 프로젝트를 기획하여 활동하기 시작했습니다(표 4-6). 프로젝트 팀은 교육부장을 리더로 하여 간호부서장 15명, 사무직원 2명, 위탁업체 측에서 나온 리더 1명으로 구성했습니다. 대상자는 간호조무사 48명으로 정했고요.

프로젝트 계획을 입안한 직후인 2007년 12월에는 후생노동성으로부터 "의료적인 판단이 필요하지 않은 업무에는 사무원과 간호조무사를 적극적으로 투입하고, 의료 관계직 직원은 전문성이 높은 업무에 집중시키는 것이 바람직하다"는 통지를 받았습니다.[2] 그래서 전문적 지식과 판단이 필요 없는 업무를 명확히 한 뒤, 이러한 업무에는 간호조무사를 활용한다는 식으로 프로젝트의 내용을 수정했습니다.

표 4-6. 프로젝트 시간표(2008년)

목표 \ 월		4월	5월	6월	7월	8월	9월	10월	11월	12월
목표 ①	활용 시스템 확립	'사건 메모'를 작성하기 시작하면서 간호조무사 회의를 한다								
		3월 근무 유의 사항 작성								
		4월 근무 유의 사항 활용								
		4월 '사건 메모' 작성 시작								
			5월 합동회의 후 업무별 간호조무사 회의 실시							
				6월 서비스 순서 완성 ▶ 변경 : 간호조무사 매뉴얼로 활용						
목표 ②	능력 향상	간호조무사 연수회의 개최								
		4월 조직이 공유하는 생각을 주지시킴					**9월** 감염			
		4월 서비스 마인드 · 매너								
			5월 정보		**7월** 안전					
						8월 추가 : BLS		**10월** 이동과 이송		
목표 ③	개별 지원	목표 관리 · 감사카드, 뉴스레터 발행								
		3월 근무만족도 조사					**9월** 원리와 방향에 대한 중간목표 확인 인터뷰와 평가			
		3월 프로젝트 설명과 동의								
		4월 목표에 관한 인터뷰					**9월** 직무만족도 조사			
		4월 간호부서장 연수						**10월** 이직률 조사		
		4월 감사카드 발행 개시/매월 ▶ 변경 : 카드디자인								
		4월 추가 : 뉴스레터 발행 · 게시 시작/매월								

1) 간호조무사 활용 시스템을 확립한다

간호관리자와 간호조무사가 업무 내용을 이해하고 역할도 명확히 하게끔 서비스 순서나 '사건 메모'를 작성하게 했습니다. 그런 다음 그 내용을 활용하여 간호조무사의 업무를 조사했습니다.

이 '사건 메모'는 기업에서 접수하는 '고객의 소리'처럼 환자와 의료자의 이야기와 그때그때의 감정을 간호조무사가 직접 메모해둔 것입니다. '사건 메모'는 환자의 대변자이자, 간호조무사의 업무 실태를 파악하는 수단입니다. 또한 사건에 관한 개인적인 기록으로 처리하는 대신 생생한 정보로서 매월 간호조무사 회의에서 공유하거나, 간호관리자가 서비스 순서를 작성할 때 활용했습니다.

그러나 서비스 순서 작성에 맞춰 프로젝트를 진행하면서 "우리가 사용하는 것을 직접 만들고 싶습니다"라는 간호조무사의 요청을 받아들여, 간호조무사가 직접 작성하도록 변경했습니다. 당초 간호조무사가 서비스 순서를 작성하는 것이 불안스럽기는 했지요. 그러나 "자립한 간호조무사를 원한다"는 기본 방침에 따라 바로 프로젝트의 과정을 변경했습니다.

2) 간호조무사 활용 시스템을 확립한다

《간호조무사에 대한 교육 목표 가이드라인》[2]을 활용하여 필요한 교육을 단체 연수에서 실시했습니다. 교육의 주제는 ① 조직이 공유하는 생각을 주지시킴, ② 의료서비스와 관련된 서비스 마인드와 접대 매너, ③ 커뮤니케이션 기량, 정보 보고·설명·연락·상담의 중요성과 보안 의무, ④ 간호조무사가 환자들의 일상생활을 지원해주기 위한 기술, ⑤ 안전 대책, ⑥ 감염 방지 등 여섯 가지입니다.

3) 간호관리자가 간호조무사를 개별적으로 지원한다

간호관리자는 간호조무사를 목표 관리를 통해 지원해주는 것은 물론, 일상 업무 중에도 그의 활동을 인정해주고, 항상 관심을 가지고 있다는 메시지를 보내 그가 지원받고 있다고 느끼도록 했습니다.

그 일환으로 매일 인사를 할 때 "조수"나 "조무사" 같은 직업명으

로 호칭하는 대신, "아무개 씨"처럼 이름으로 부르게 함으로써 간호
조무사를 팀의 일원으로서 존중하고 있음을 표현했습니다.

또한 매일 '감사 카드'를 활용하여 감사하는 마음을 표현함으로써
간호조무사의 개인적 공헌을 명확히 했습니다. 그럼으로써 간호조
무사가 자긍심이나 만족감을 가질 수 있게 했지요. 그리고 간호조무
사들의 지원 활동에 관한 뉴스레터도 발행했습니다.

4. 결 과

1) '사건 메모'로 만들어진 간호조무사의 자주적 활동

① 정부 공유 및 인간관계 형성

간호조무사의 역할을 명확하게 함으로써 간호관리자 및 간호조무
사가 적극적·자주적으로 협력하게 되었습니다. 그러자 간호조무사
의 업무에 포함되는 작은 일에 대해서도 정보를 서로 교환하게 되
었지요. 그리고 '사건 메모'와 간호조무사 회의에 의해 간호조무사가
가지고 있던 문제도 밝혀졌습니다. 그러자 이러한 문제를 해결하기
위해 협동하는 데 필요한 일에 대해서도 서로 아이디어를 낼 수 있
을 정도로 밀접한 관계성이 형성되었습니다. 또한 간호관리자와의
상호 관계에서 간호조무사는 사건과 사고를 구별할 수 있게 되었으
며, 이전에는 제출하지 않았던 인시던트incident(사건·사고)와 액시던
트accident(돌발사고, 재난) 관련 리포트도 제출하기에 이르렀습니다.

② 업무 개선

'사건 메모'를 계기로 간호조무사 업무매뉴얼 작성에 대한 업무 관련 평가 내용을 간호조무사 회의에서 검토했습니다. 그 결과, 안전의 관점과 효율화에 대해 서로 이야기하는 기회를 갖게 되었습니다.

예를 들면 병동에 따라 시트를 교환하는 날이 다르고, 또한 관련 인원의 수도 제각각이었습니다. 그러나 '사건 메모'에 의해 두 명이 함께 하면 신속하게 이루어진다는 것을 깨닫고 시간과 대응 인원을 정했지요. 그럼으로써 업무를 효율적으로 진행하게 되었습니다.

더욱이 "별로 사용하지 않는 재료를 사용 기한이 지났기 때문에 반환하고 있다"는 보고서를 본 뒤 부서 전체의 의료 재료 항목 수를 다시 살펴보았습니다. 그 뒤 간호조무사의 업무에 '정기적인 의료 재료 관리'를 추가했지요. 아울러 '사건 메모'를 통해 업무상의 다양한 과제가 명백해진 바, 지금은 이를 검토하고 있습니다.

③ 자신의 생각과 발언이 조직에 받아들여지면서 실현되는 데 따른 성취감

이렇게 간호조무사는 자신들의 발언 덕에 주변이 좋은 방향으로 변화하는 경험을 쌓게 되지요. 그럼으로써 스스로 생각하면서 문제를 해결하는 데 따른 기쁨과 성취감, 그리고 동료와 협력하여 환자나 직원에게서 감사를 받는 기쁨도 누릴 수 있게 되는 것은 아닐까요? 그리고 이렇듯 포지티브한 감정이 용수철이 되면서 간호조무사 업무를 진행하는 과정에서 연대와 협동을 하거나 주변 사람들의 의견을 받아들이기에 이르렀고, 그럼으로써 병원에 대한 귀속 의식도 높아졌다고 생각합니다. 또한 간호조무사 스스로 업무매뉴얼을 완성할 수 있게 되었으며, 이로써 간호조무사가 주체성을 기른다는 사실도 입증되었습니다.

2) 연수 후 실천 행동 변화

이 프로젝트를 진행하면서 간호조무사를 교육시키는 것을 목적으로 일곱 가지 테마를 기획하여 연수를 진행했습니다(표 4-6). 이 연수에 대한 간호조무사의 만족도는 〈표 4-7〉에 나타낸 것과 같습니다. 이밖에 간호조무사로부터 "이러한 것들을 위해서도 노력하겠습니다"라든가 "이러한 연수를 하게 해주셔서 감사합니다" 같은 감사와 의욕이 담긴 말도 많이 들었지요(표 4-8).

그러나 연수의 성과가 명백하게 서비스 향상으로 이어졌음을 즉각 평가할 수 없었습니다. 다만 대응 방식과 관련해 간호조무사의 '미소를 지으며 대응'이나 '기분 좋은 인사로 위안을 받았음' 같은 내용을 담은 '감사 카드'가 많이 제시되었습니다. 아울러 프로젝트 구성원들의 "대응 방식이 좋았습니다" 같은 보고도 있었고요. 또한 간호 부서 업무위원회가 실시하고 있는 '인사를 잘하는 직원'에게 선물을 주는 제도인 '인사의 여왕'이라는 상을 간호조무사 세 명이 받기도 했지요.

간호조무사의 호칭에 대해 조사한 결과, 간호직 직원 전원이 '조무사'나 '간호사' 대신 '아무개 씨'라고 부른다고 대답했습니다. 이는 간호직 직원들 이외의 많은 직종에도 널리 파급되었습니다.

표 4-7. 간호조무사의 연수 만족도 조사(%)

		공유하는 생각 (n=36)	매너 (n=37)	정보 (n=36)	안전 (n=34)	BLS (n=34)	감염 (n=35)	실기 (n=19)
만족도	직후	79.2	86.7	82.0	81.9	85.0	87.0	89.8
	1개월 후	92.0	92.0	73.3	76.0	68.0	92.3	100
	3개월 후	85.0	85.7	86.3	92.8	100	78.5	100

표 4-8. 간호관리자 · 간호조무사 설문 조사 분석으로 나타난 '감사 카드' 발행 후 간호조무사의 변화

감사 카드로부터 간호조무사가 느낀 내용	간호관리자가 본 간호조무사의 변화
긍정적이 됨	긍정적이 됨
업무에 집중하게 됨	적극적이 됨. 업무를 제안하게 됨
의욕이 생김	표정이 변함
웃는 얼굴이 됨	자주적이 됨
인정받게 됨	보고 있는 것을 전하는 도구로서 효과적임
누군가가 관심을 가져준다는 기분	변했다고 생각하지만 '이것'이라고 할 만한 결정적인 것은 없음

3) '감사 카드'에 의한 효과

① '감사 카드'의 내용과 분류

간호조무사의 공헌에 대해 감사의 마음을 형식화한 '감사 카드'를 발행함으로써 긍정적인 피드백이 이루어졌습니다. 이 프로젝트 기간 중 간호조무사들에게 건넨 '감사 카드'는 318장 이상이었지요. 〈그림 4-13〉에 나타낸 '직접적으로 서비스에 관련된 항목'이 그중 약 90퍼센트를 차지했고요. 이로써 환자를 위한 서비스에서 간호조무사의 역할이 중요하며, 이에 따라 간호조무사들을 위한 지원이 필요하다고 생각했습니다.

② '감사 카드'의 파급 효과와 '다짐 카드'

간호조무사는 '감사 카드'를 웃는 얼굴로 받은 뒤 병동의 벽에 붙이거나, 파일이나 케이스 같은 명찰에 넣어 보관하고 있습니다. '감사 카드' 덕에 간호조무사가 변화된 내용은 〈표 4-8〉과 같습니다. 이러한 변화를 당연한 것인 양 여기면서 무심코 지나치는 대신 다른 사람들도 잘 볼 수 있게 한다면, 이는 감동으로 이어지고, 그러면 모두가 즐겁게 일할 수 있게 되지요. 말 그대로 효과적인 지원이 되는 셈입니다.

그림 4-13 '감사 카드'의 발행 매수와 발행 이유

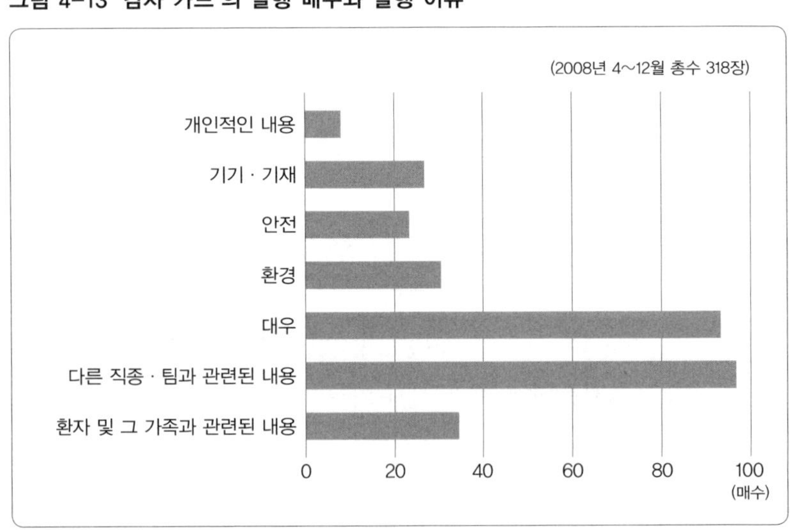

③ '감사 카드'의 파급 효과와 '다짐 카드'

저는 함께 일하는 사람들에게 관심을 가져주면서 많은 것을 깨달았습니다. 그 깨달음이 발전한 '감사 카드'를 간호조무사들뿐만 아니라 다른 직원들에게도 보냈습니다. 또한 신입 간호사를 교육할 때에도 활용했고요. 아울러 신입 간호사들에게는 병원의 교육위원회가 '다짐 카드'를 작성하여 발행했습니다. 이 '다짐 카드'를 만든 계기는 간호부서장이 신입 간호사 연수회에서 응원의 말을 전하려던 노력이었지요.

그 후 '다짐 카드'의 메시지는 간호 부서의 메시지로 활용되면서,

그림 4-14. '감사 카드'와 '다짐 카드'

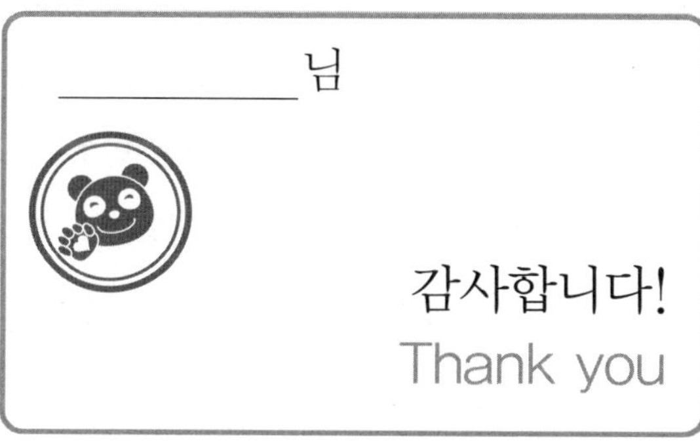

개개인이 손으로 그리던 '감사 카드'의 그림도 '다짐 카드'의 그림과 통일했습니다(그림 4-14).

이렇게 간호조무사의 '감사 카드'는 그 틀을 넘어 '다짐 카드'로도 만들어졌습니다. 그리고 프로젝트에서의 활동은 다른 위원회에도 파급되면서, 각 부서의 구성원들이 서로 협력하려는 마음이 자연스럽게 들 정도로 읽고 또 읽음으로써 '다짐 카드'가 간호 부서의 상징이 될 정도로 발전했지요.

4) 뉴스레터에 의한 다른 직종 직원들과의 상호 지원으로 발전

뉴스레터를 간호사 안내데스크에 게시함으로써 다른 간호사들은 물론 다른 직종의 직원들도 볼 수 있게 했지요. 이로써 이러한 노력이 널리 알려지고, 이해시킬 수 있게 되었습니다. 그 결과 인증 담당 간호사의 제안에 따라 1차 응급처치를 간호조무사 연수에 넣었습니다. 즉, 프로젝트의 일환으로서 작성된 뉴스레터가 다른 직원들에게도 영향을 주면서 직원들 모두가 서로 지원해주는 분위기가 강화되었다고 생각합니다.

5) 간호조무사의 직무만족도 변화

간호조무사의 직무만족도에 대하여 프레더릭 허츠버그의 '2요인 이론(Two-factor theory)*'을 참고하여 독자적으로 질문지를 작성한

---

* 인간의 욕구는 동기유발 요인과 위생 요인으로 이루어져 있는 바, 동기유발 요인(motivational factor)은 조직 구성원에게 만족감을 주고 동기를 유발하며, 위생 요인(hygiene factor)은 욕구를

뒤 프로젝트를 시작하기 전과 시작한 후를 조사했습니다. 그랬더니 〈표 4-9〉에 나타냈듯이 간호조무사의 만족도 평균치가 상승했습니다. 즉, 프로젝트를 시작하기 전에는 '일을 하는 이유'가 '생활 및 경제적 요인' 때문이었지만, 프로젝트를 시작한 뒤에는 '보람과 경험을 살리고 싶어서'로 변화된 것이지요.

이러한 조사 내용은 프로젝트의 구성원들이 간호조무사들의 업무를 적극적으로 지원해주고 있을 뿐만 아니라, 그들에게 기대하고 있다는 점을 표현하는 것이지요. 그럼으로써 간호조무사가 다른 직원들과 신뢰 관계를 쌓아 올리고, 자신의 일에 대해 자긍심과 흥미를 가지며, 자신도 팀의 일원임을 실감하면서 즐거워졌음을 나타냈다고 생각합니다. 또한 다른 직종의 직원들도 간호조무사들을 존중해줌으로써, 간호조무사가 자신의 힘을 맡겨진 임무를 달성하기 위해 발휘하고, 그 과정에서 자신이 하는 일의 가치와 방향성을 발견하면서 보람을 가지게 되었다고 생각됩니다.

5. 정 리

환자에게 의료서비스를 제공하는 조직에 대한 인상은 전문성과 직종에 관계없이 '처음에 만나는 직원'에게서 받는 인상으로 결정됩

충족시키지 못할 때 다른 조직 구성원들의 불만을 초래한다는 이론으로 불만의 제거 및 예방 차원에서 위생 요인이라 하였다. _옮긴이 주

표 4-9. 프로젝트 실시 전후의 간호조무사에 대한 업무만족도 비교
(수치는 '예'라고 대답한 비율)

질문 문항		실시 전	실시 후
일에 대한 성취감이 있다		3.52	3.78
업무에 만족한다		3.39	3.77
능력에 합당한 대우를 받고 있다		3.10	3.45
보수에 만족한다		3.12	3.25
지금 병원에서 계속 일하고 싶다		4.00	4.20
지금 병원을 추천하고 싶다		3.36	3.42
좋은 인간 관계	의사	3.28	3.34
	원장	3.71	4.09
	간호사	3.58	3.88
	간호조무사	3.95	3.93
	행정직원	3.76	4.04
간호하는 일이 즐겁다		3.60	4.04
좋은 서비스를 제공하고 있다		3.87	4.13

니다. 결국 '최초의 장면'이 가장 중요하지요. 그리고 인간 관계의 큰 의미는 역할을 다하는 교제에 있고요. 더군다나 간호조무사는 다른 직종의 직원들과 비교해도 환자들과 관계를 맺는 경우가 많고, 항상 환자로부터 중요한 정보를 얻기 쉽지요. 즉, 조직에서 중요한 정보를 수집하고 보고한다는 매우 중요한 역할을 간호조무사들이 맡고 있는 셈입니다. 그렇게 수집되고 보고된 정보를 간호관리자는 물론 간호조무사 자신도 활용할 수 있는 구조가 간호 서비스의 질을 향상시키는 데 꼭 필요합니다.

간호사와 간호조무사가 팀을 이루고서 함께 일하는 사람에게 관심을 가지고, 감동과 충실감을 나눌 수 있도록 간호관리자가 지원해준다면, 구성원 모두의 힘이 자주적으로 발휘될 수 있으리라고 생각합니다. 그리고 구성원들 각각이 자신의 일에 대해 자긍심을 가지고 기쁨을 느낄 수 있도록 지원해주는 것이야말로 간호 서비스의 질을 높이는 결정적인 열쇠가 되리라고 말할 수 있습니다.

참고 문헌

1) 일본간호협회 업무위원회 편저, 《간호조무사의 업무 범위와 그 교육 등에 관한 검토보고서》, 1996. 9
http://www.nurse.or.jp/home/publication/information.report/report82.html

2) 후생노동성 편저, 《의사 및 의료관계직과 사무직원과의 사이에서 역할분담의 추진에 대하여》, 의정발 제 1228001호, 2007
http://www.hospital.or.jp/pdf/15_20071228-01.pdf

3) 주식회사 테크노커뮤니케이션즈 편저, 《신입 간호사 속전프로그램》, 너스콜, 2008

자신들의 보물을 발견하려는 활동이 조직을 움직인다

오바야시 유미코 | 일본 적십자 사무국 간호 부서 간호 관리 · 교무과간호계장(프로젝트 당시), 현 야마구치 적십자병원 간호부장

1. 목 적

환자와 그 가족이 안심하고 요양 생활을 할 수 있도록 네트워크 위원*(이하 '위원')이 자신이 속한 부서의 강점과 퇴원 지원 프로그램의 성공 요인을 살려 요양 지원을 하기 위해 노력하는 등, 지역중심 병원의 요양 지원 활동 추진을 목표로 했습니다.

2. 배 경

대상 병원에서는 고령자가 입원하는 경우가 증가하고 있고,

DPC(Diagnosis Procedure Combination, 진단군분류포괄평가) 대상 병원이면서도 DPC 3기를 넘는 경우가 항상 10퍼센트 이상을 차지합니다. 아울러 퇴원 후의 생활을 입원 초기부터 고려하여 기획된 지원이 늦어지기 쉽습니다. 그래서 다양한 배경을 가진 환자와 그 가족이 지역에서 안심하고 요양하려면 퇴원 후의 생활을 입원 초기부터 고려하여 기획한 요양 지원 프로그램을 강화할 필요가 있다고 생각했습니다.

3. 활 동 내 용

우선 '7대 1 입원기본료'를 산정하는 일반 병동에서 모니터 병동(이하 '부서')을 다섯 개 만들었습니다. 그리고 부서에서 진행하는 요양 지원 활동을 추진할 위원이 중심이 되어 소속 부서의 "포지티브 데비앙스positive déviance(긍정적 일탈)"***를 발견하기 위해 노력하면서, 그러한 점을 살린 행동 목표를 세우고 실천에 들어갔습니다. 이는 자신들의 뛰어난 노력에 주목하여 미래의 바람직한 모습을 상상하면서 그것을 위한 강점을 펼치는 미래지향적인 전근 방식입니다(그림 4-15). 즉, 일반적인 문제 해결 방법으로서 '문제'에 초점을 맞

추고, 그것을 해결하기 위해 노력하는 활동은 잘 알려져 있지요. 그러나 퇴원 지원이 필요한 상황은 복잡하고 다양해서 문제에 초점을 맞추기보다도 성공 사례를 분석·공유하는 포지티브 데비앙스가 보다 더 높은 효과를 올리고 있다고 보기에 이러한 방법을 이용하기로 했습니다. 이는 다른 병원에서 모범 사례를 벤치마킹하는 경우와 달리, 자신들의 좋은 점이나 퇴원 지원 활동의 성공 요인을 파악·분석하여, 그것을 조직 전체에 파급시키는 활동이지요.

그림 4-15. 포지티브 데비앙스의 특징

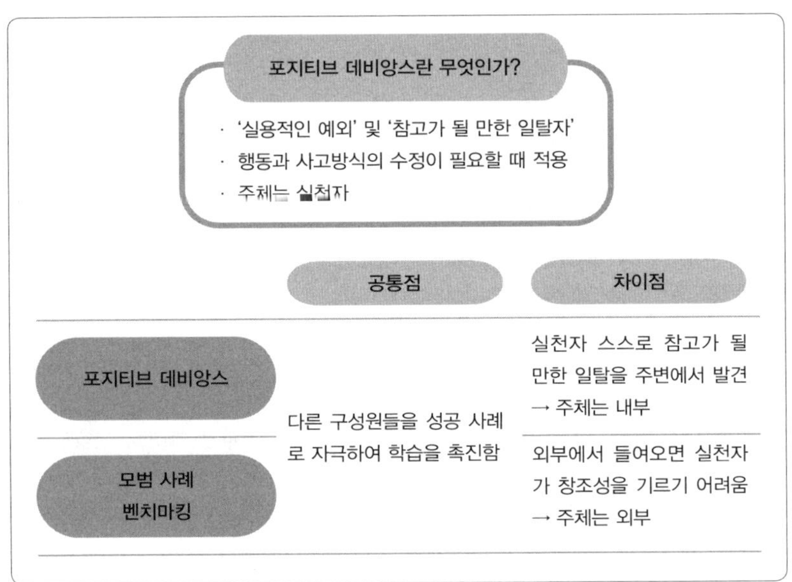

1) 포지티브 데비앙스를 발견하기 위한 준비

저는 이 사례로 포지티브 데비앙스의 개념에 대한 이해를 촉진시키고, 이를 위해 노력하는 각 부서에 힌트를 제공하려고 지침서를 작성했습니다. 포지티브 데비앙스라는 표현은 일상에서는 친숙하지 않지요. 그래서 '부서의 강점'이나 '성공 사례'를 보물이라 표현하고, 지침서의 제목은 '보물 발견으로 안내하는 지침서'라고 지었습니다. 그 내용은 프로젝트의 계획과, 자신의 부서의 강점과, 요양 지원 관련 성공 사례를 발견하여 조직 분석을 하는 과정에 "다른 부서에 자랑할 수 있는 보물을 발견한다!"라는 제목을 붙인 뒤 포지티브 어프로치positive approach(긍정적인 접근)의 원칙3)을 참고하여 설명을 덧붙인 것이지요.

2) 포지티브 데비앙스를 발견하고 실천하기

'포지티브 데비앙스를 발견하기'는 프로젝트를 시작한 다음 그 다음 달에 개최된 네트워크 위원회(이하 '위원회')까지 정리하는 것으로 설정하였습니다. 즉, 요양 지원의 핵심이 되는 위원은 부서의 간호 부서장들 및 계장들과 협력하여 자신이 속한 부서를 조직분석組織分析했습니다. 그 과정에서 포지티브 데비앙스의 원래의 의미 중 '보물'을 '실용적인 예외'로서 파악하고, 그 성공 사례를 다른 구성원들도 학습하도록 노력했지요.

위원은 각 모니터 부서의 간호부서장들, 계장들, 그리고 직원들과 함께 부서회의를 이용하여 디스커션discussion(토론, 토의)과 인터뷰 등을 통해 '강점'과 '성공 사례'를 파악·분석하기 위해 노력하고, 그것들을 '보물 발견 관련도'(이하 '관련도關連圖')로 정리했습니다(그림 4-16). 각각의 부서가 '강점'을 명백히 하고, 부서에서의 중점 목표를 기초

그림 4-16. T병동에서의 보물 발견 관련도

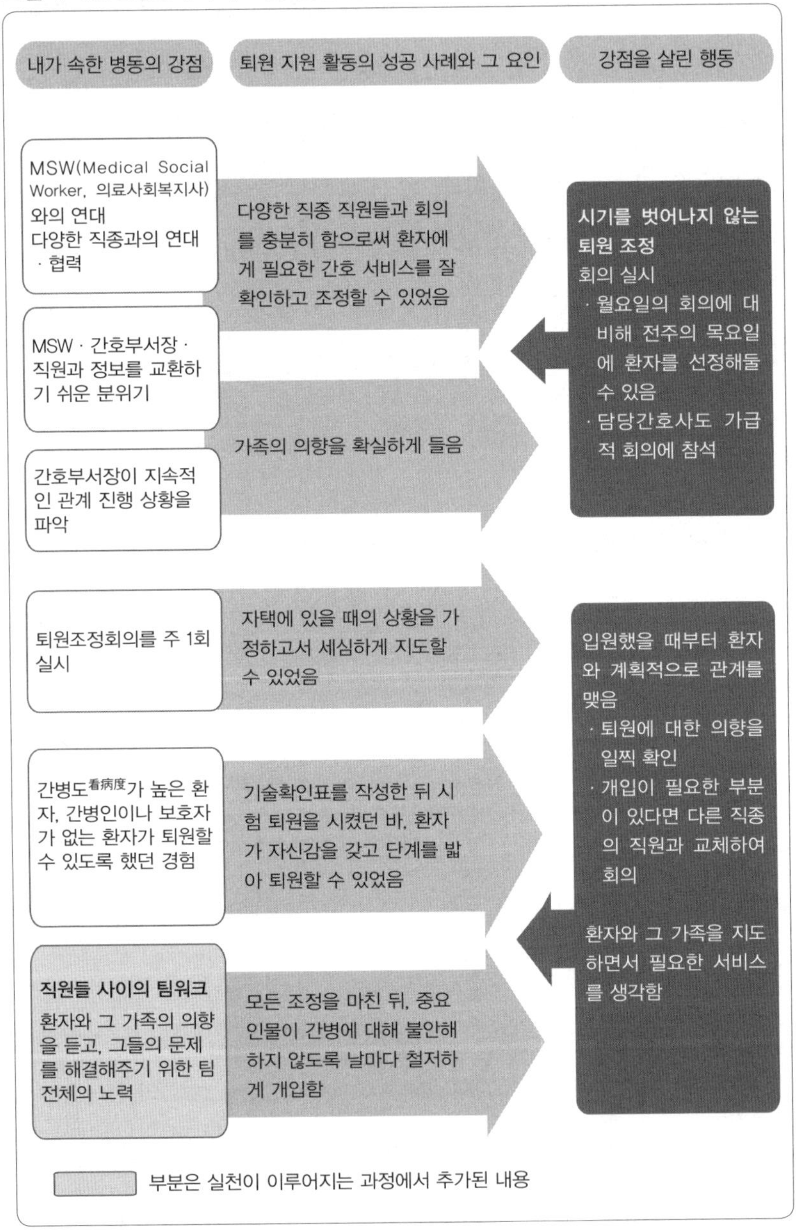

로 특별한 장점을 활용하는 식으로 액션플랜action-plan도 세웠습니다. 그런 다음 자기 부서의 강점, 퇴원 지원 활동의 성공 사례와 그 요인, 액션플랜에 대해 단계별로 공유한 뒤 실천으로 연결했습니다.

3) 포지티브 데비앙스를 공유

"성공 사례를 검토함으로써 요양 지원 활동 중에 병원의 포지티브 데비앙스를 공유하고, 자신의 부서에서의 요양 지원에 활용한다"는 내용을 목적으로 사례를 검토·공유하는 기회를 가졌습니다. 자기 부서의 관련도도 발표한 뒤, 위원회를 통해 공유했습니다. 부서별 관련도는 하나로 정리한 뒤 다른 직원들도 볼 수 있도록 하고, 아울러 비교·공유할 수 있게 했습니다. 이러한 과정을 진행하면서 새롭게 발견한 '보물'은 그 결과를 공유할 수 있도록 관련도를 업그레이드하는 식으로 정리했습니다(그림 4-17).

그림 4-17. 사례를 검토하는 모습

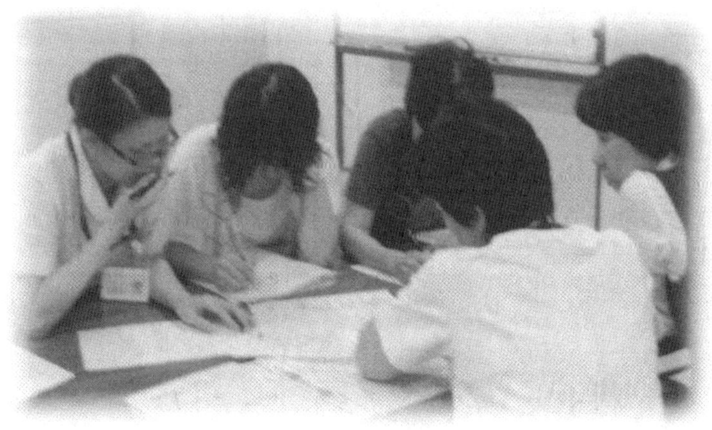

4) 포지티브한 피드백

 '강점'에 초점을 두는 경우를 의식해 '강점'과 '성공 사례'를 찾을
수 있도록 구성원들과 관계를 맺어나갔습니다. 9월의 관련도들은
'전체를 정리한 경우'에서부터 '앞으로 기대할 만한 경우'까지 완성도
에 차이가 있었지요. 물론 내용을 충분히 적을 수 없었다고 생각된
부서에 대해서는 그들이 더할 수 없다'고 생각하기보다 '앞으로 잘해
낼 가능성이 있다'는 식으로 긍정적인 평가와 피드백을 주었지요.

5) 모티베이션을 향상시키기 위한 연구

 실천을 하면서 2개월에 한 번씩 위원회에 참가하거나 부서를 방
문했지요. 열심히 하는 사항이나 이미 이루어진 것에 대해 직접 대
화하기 위해서였습니다. 그리하여 각자가 가지고 있는 목표와 방향
성을 확인한 뒤, 퇴원을 지원하는 활동을 강화하는 것에 대한 생각
을 공유했지요.

4. 결 과

1) 간호부서장의 평가와 위원들의 활동 변화

 프로젝트 평가의 일환으로 모니터 5병동의 간호부서장과 관련하
여 포커스그룹을 인터뷰했습니다. 간호부서장에 대한 평가는 "퇴원
지원 계획서를 쓰게 되었다"라든가 "회의 횟수가 늘었다" 같은 퇴원

지원의 체제와 방법에 관한 내용과, "내가 하고 있는 서비스의 질에 대해 생각하는 기회가 되었다"라든가 "입원할 때부터 퇴원할 때까지의 목표를 게시하면서 말할 수 있게 되었다" 같은 간호의 실제에 관한 실천 능력의 변화를 나타내는 것이었지요. 위원의 능력을 보여주는 움직임이나 직원의 능동적인 행동 변화, 간호부서장 자신의 마음의 변화 같은 내용도 자랑할 수 있습니다.

위원도 "위원으로서의 자각이 생겼다"라든가 "강점을 발견하고 되돌아봄으로써 자신감과 의욕이 생겼다" 같은 말로 자기 자신의 의식과 행동의 변화를 표현했습니다. 즉, 위원으로서의 자각을 가지고 연수에서 확보한 지식을 활용하고, 직원들을 회의에 적극적으로 참가시키는 등 능동적인 행동을 하게 된 것이지요. 이로써 젊은 직원이 위원이나 다른 직원들의 노력을 보면서 배우고, 환자가 조기에 퇴원할 수 있도록 지원해주겠다는 생각을 할 수 있게 된 것입니다. 이러한 조직적인 변화도 자랑할 수 있습니다.

2) 주요 경영지표의 추이

모니터 5병동에 입원한 30일 이상의 장기 입원 환자의 총수는 10월을 제외한 모든 달에 감소하고 있습니다(그림 4-18). 또한 퇴원 지원 계획시를 산정하는 경우도 증가하고 있습니다(그림 4-19). 평균 입원일수는 B병동에서는 다소 변화가 보였습니다만, 다른 병동에서는 커다란 변화가 보이지 않았습니다.

그림 4-18. 모니터 5병동의 장기 입원환자 수의 추이(전년도의 것과 비교)

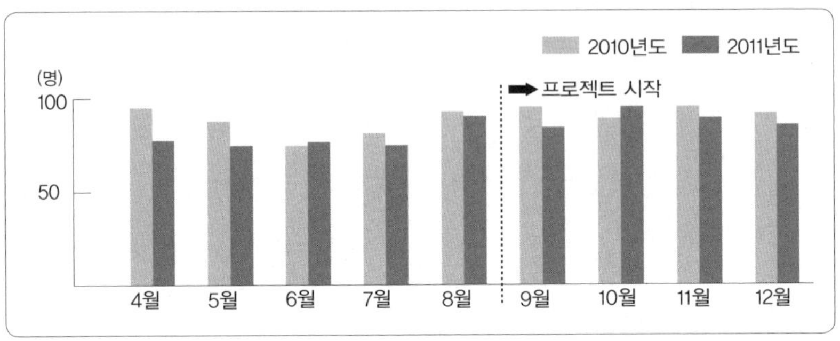

그림 4-19. 모니터 병동에서 퇴원 지원 계획서 총수를 전년도의 것과 비교

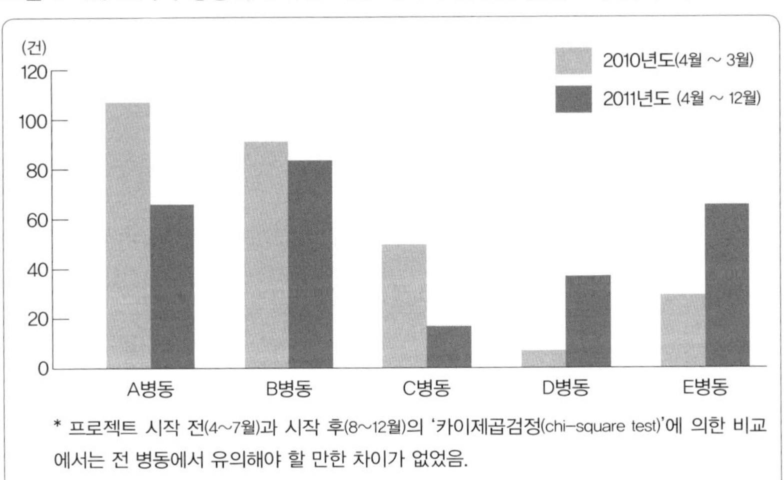

* 프로젝트 시작 전(4~7월)과 시작 후(8~12월)의 '카이제곱검정(chi-square test)'에 의한 비교에서는 전 병동에서 유의해야 할 만한 차이가 없었음.

3) 퇴원 지원 과정의 주요한 변화

'보물 발견' 과정에서 실시한 간호부서장, 위원, MSW와의 청취와 인터뷰에서 얻은 정보를 토대로 퇴원 지원 과정*에 따라 비교했습니다. 그 내용의 일부를 〈표 4-10〉에 나타냈습니다.

---

* 대상 병원에서 퇴원 지원 매뉴얼을 퇴원 지원 과정의 네 개 항목에 따라 정리한 것이다.

표 4-10. 모니터 병동에서 프로젝트를 실시하는 데 따른 변화

비교		정보 수집/환자와 그 가족의 의향 확인	퇴원 지원에 대해 스크리닝 시트에 기입	퇴원 지원 계획서 작성	퇴원 조정 회의 실시	기타
B 병동	9월	의향을 확인하기 위해 기록용지를 독자적으로 갖추어 실시	필요한 대상자에 관한 내용을 확실하게 기입함	네트워크 위원의 제안으로 기입하는 편임	퇴원 조정 회의만 실시	성공 사례 활용 없음
	12월	9월부터 계속 노력함	9월과 마찬가지로 실시	자주적으로 기입하게 되었음	퇴원 조정 회의뿐만 아니라 총회진을 소회의의 장으로서 활용하고, 정보 공유와 퇴원 지원을 강화함	성공 사례를 활용한 활동을 검토함

주요 변화	· 퇴원 지원에 대한 의식이 높아지고, 직원 전원에 의한 퇴원 지원을 위한 노력이 이루어짐 · MSW의 총회진 참가로 정보 공유가 충실해짐 · 많은 직종의 직원들이 참가한 총회진을 소회의의 장으로서 활용 → 정보 공유 및 지원의 방향성을 신속히 확인할 수 있게 되었음. 이로써 팀 의료가 충실해짐 · 성공 사례를 경험함으로써 자신감이 증폭됨

비교		정보 수집/환자와 그 가족의 의향 확인	퇴원 지원에 대해 스크리닝 시트에 기입	퇴원 지원 계획서 작성	퇴원 조정 회의 실시	기타
E 병동	9월	환자와 그 가족의 퇴원 후의 의향을 고려한 정보 수집이 불충분함	기입이 충분하지 않음	필요한 대상자가 충분히 파악되지 않았음	팀 회의 및 간호부서장과 MSW의 회의를 정기적으로 개최함	성공 사례 활용 없음
	12월	환자와 그 가족의 퇴원 후의 의향을 고려한 정보 수집이 이루어짐	기입 건수 증가	필요한 대상자를 확인하여 작성하게 되었음	팀 회의를 정기적으로 개최함. 간호부서장과 MSW의 회의에 직원간호사(담당 간호사 포함)가 참가하게 되었음	성공 사례를 활용한 활동을 검토함

주요 변화	· 스크리닝 시트 활용 · 회의에 참가해달라고 요청하여 직원들의 참가율이 높아짐 · 환자와 그 가족에게 일찌감치 제안함. 팀 전체에 대한 퇴원 지원 노력으로 이어짐 · 회의에서의 검토 내용이 충실해짐 · 성공 사례를 분석함으로써 동기를 더 많이 부여하게 됨

　B병동에서는 많은 직종의 직원들이 한 곳에 모여 환자의 총회진을 실시하는 것이 강점입니다. 총회진은 다양한 직종의 직원들이 환자의 정보를 공유하고, 방침을 확인하는 소회의小會議의 현장으로서 철저하게 이용되고 있지요. 그럼으로써 다른 직종과의 연대와 강화를 새롭게 도모했습니다.

　E병동은 병동의 분위기가 좋은 것이 강점이고, 다른 직종 직원들과의 회의에서 나온 이야기를 성공 요인을 기준으로 파악하여 퇴원 일정을 계획적으로 조정하기 위한 회의를 하기 위해 노력하고 있습니다. 또한 다음 회의에서는 누구에 대해 검토할지 궁리하는 분위기를 조성하여 MSW와 간호부서장이 함께 담당하는 간호사도 회의에 참가하게 하는 등 의식 개혁이 돋보였습니다. 또한 환자와 그 가족의 의향을 확인한 뒤, 퇴원 지원을 위한 노력을 팀 전체가 실시하는 등 변화도 보이기 시작했습니다.

5. 결과를 어떻게 생각할 것인가?

1) 포지티브 데비앙스(긍정적인 일탈)의 성과

① '보물 발견'의 효과

　자신들이 할 수 있는 것을 확인하고, 실천한 것을 되돌아봄으로써 그것이 자신감으로 이어져 모티베이션이 높아진 것, 자신의 부서와 다른 병동이 노력하는 것을 알고 기뻐한 것, 강점을 발견하고 그것이

의욕으로 연결된 것 등을 위원 자신들이 자랑하고 있습니다. 또한 간호부서장은 성공 사례를 분석하는 것에 대하여 "네거티브negative(부정적)한 것이 아니기 때문에 의견이 쉽게 나오는 것이다"라든가 "성공 사례를 체험했더니 우리도 하면 할 수 있음을 깨달았고, 이것이 자신감으로 이어졌다"고 말하고 있습니다.

② 강점을 활용하여 목표를 설정한 데 따른 효과

위원들은 주체성을 발휘하여 목적하는 모습을 공유하기 위해 진취적으로 노력하고 있습니다. 즉, 위원 스스로 목표를 향한 마음을 고양시킴으로써 다른 직원들도 이로부터 자극을 받은 것이지요. 이것이 결과적으로 팀워크 향상과 동기 부여로 이어졌다고 생각합니다.

이것은 ① '축구 골대를 뒤흔드는 가슴 설레는 한 골'을 상상하면서 직원들 모두 납득할 때까지 공유하고, ② 더 나아가 조직 전체를 간파한 뒤 목표까지의 시나리오를 그리고, 과제를 설정함으로써 조직으로서의 적절한 과제 형성을 이룰 수 있었던 것이라고 생각합니다. 또한 '과제 해결'이라는 접근 방식으로 각각의 동기 부여 활동이 자발적으로 고양되면서 팀워크도 강력해졌다고 느꼈지요. 그것은 작은 성공 체험이 쌓이면서 직원 한 사람 한 사람에게 그리고 팀 전체에 자신감을 준 활동에서 유래했다고 생각합니다. 성공 체험은 간호사 각각의 능력을 높일 뿐만 아니라, 그에 따른 성과도 크게 나타나면서 간호사들은 자신들의 행위가 앞으로도 더욱 큰 성과로 이어질 것이라는 자신감을 가지게 됩니다. 즉, 포지티브 어프로치positive approach(긍정적인 접근)는 그러한 자신감을 현실의 성과로 나타내주는 능력을 높이는 일이라고 느꼈습니다.

조직이 안고 있는 문제에 주목하는 대신, 조직이 가진 강점을 이끌어냄으로써 간호사들에게 동기를 부여해줄 수 있는 바, 이는 조직 변화의 원천이 된다고 생각합니다. 또한 부서 안팎의 보물을 간호사들이 직접 볼 수 있게 함으로써 조직의 강점을 스스로 깨닫게 할 것이니, 이는 조직의 활성화 및 활동의 변화로 이어질 것이라고 생각합니다.

2) 다른 병원에서도 활용할 수 있는 것

이 활동 노력의 특징은 실천자를 주체로 삼음으로써 외부에서 벤치마킹을 하는 대신 내부에서 강점과 성공 사례를 발견하여 '실천'으로 연결하는 것입니다. 이 노력이 모니터 병동에서의 노력의 변화와 공통적인 점은 "전부 실천자가 주체가 됨으로써 자기 부서의 '강점'과 '성공 사례의 요인'에 주목하여 그것을 활용한 실천으로 성과를 만들어낸 것"이지요.

유명 축구 팀인 마쯔모토 야마가 FC의 오오츠키 히로시 사장은 이렇게 말했습니다. "조직 변혁의 모델이 필요한 이유는 미래의 가능성에 대해 탐구하기 위해서입니다. 즉, 조직 변혁의 목표는 조직의 문제를 해결하는 것에 그치지 않지요. 이보다 더욱 나아가 조직의 가능성을 열어줄 조직 변혁도 목표입니다. 그것은 조직의 뛰어난 면을 증폭시키는 일이고, 잠재된 능력을 꽃 피우는 것을 목적으로 한 일이지요." 또한 "조직의 뛰어난 측면, 즉 조직의 포지티브한 측면을 탐구하고, 그 가능성을 여는 것이 앞으로의 조직 변혁의 핵심이라고 할 수 있습니다"[7]라고도 말했습니다. 즉, 자신들이 목표로 하는 모습을 상상하고 공유하면 강점을 끌어올릴 수 있지요. 그럼으로써 직원들에게 동기 부여를 더 많이 해주는 것으로 이어졌다고 생각합니다.

6. 정 리

바쁘게 돌아가며 복잡함도 늘어나는 조직이 새로운 과제에 몰두할 때, '할 수 없는 것'도 할 수 있게 하려면 직원들에게 동기를 부여해줄 커다란 에너지가 필요합니다. 이번 '과제'는 포지티브한 면을 봄으로써 조직의 주체적인 변화를 이루는 것이라고 생각합니다. 그러니까, 뭔가 새로운 것을 달성하기 위해 노력할 때에는, 우선 뛰어난 면과 강점에 주목하여 목표를 공유하고 실천으로 연결하는 것이지요. 그럼으로써 확실한 성과로 연결, 지속적인 발전으로 이을 수 있다고 생각합니다.

참고 · 인용 문헌

1) R. T. 파스칼, 및 J. 스타닌 지음, 마츠모토 나오코 옮김, 《포지티브 데비앙스, '한구석의 성공자'에서 변혁은 시작된다》, 하버드비즈니스리뷰 30(9), 41, 2005

2) R. T. 파스칼 및 J. 스타닌 지음, 편집부 옮김, 《'한구석의 성공자'에게서 배우는 여섯 가지 단계 [포지티브 데비앙스] : 낯선 문제를 해결할 방법, 생각하는 기술의 교과서》, 하버드 비즈니스리뷰 별책 12월호, p.119, 2008

3) 다카마 구니오 지음, 《조직을 바꾸는 '방법' – 정답 없는 시대의 리더십이란》, 광문사, pp. 107-192, 2008

4) 마츠모토 도시아키 지음, 《팀으로 밝은 미래를 향할 수 있는~해결 지향 포지티브 어프로치의 구체적인 추진 방법이란》, 인재교육, 23(5), 84-87, 2011

5) S. P. 로빈스 지음, 다카키 하루오 옮김, 《(개정판) 조직 행동의 매니지먼트》, 다이아몬드사, p.216, 2009

6) 다카마 구니오 지음, 《학습하는 조직 현장에 변화의 씨를 뿌리다》. 광문사신서, pp.137-138, 2008

7) 오오츠키 히로시 지음, 《포지티브한 조직 변혁 – POS 원근법의 가능성》, 와세다상학, 408 : 1-24, 2006

8) D. 휘트니 및 로스텐 B. 블룸 지음, 휴먼밸류 옮김, 《포지티브 체인지 – 주체성과 조직력을 높이는 AI》. 휴먼밸류, p.94, 2006

사례 6

지역 내 병원의 네트워크 구축으로
포지티브 감정 만들기와
서로 지지하는 신입 간호사 연수의 구조 만들기

호리우치 유미 │ 공립 소마 종합병원 간호부서장(프로젝트 당시)
　　　　　　　│ 현 소마 간호전문학교 교감

1. 목 적

후쿠시마 현 소마 지역의 중소 규모 병원들이 연대하면서 신입 간호직원 교육을 실시했습니다. 그 활동의 목적은 직원들이 그 지역에 정착할 수 있도록 돕는 것이었습니다.

2. 배 경

소마 지역은 후쿠시마 현의 태평양 쪽과 접하고 있으며, 하마도오리 지역의 북쪽에 위치한 네 개 마을(소마 시, 미나미소마 시, 신치 마치,

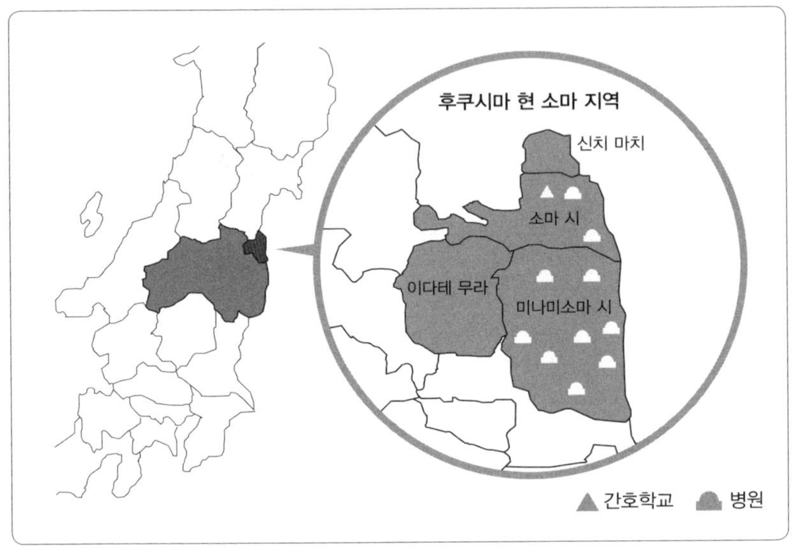

이다테 무라)로 이루어져있고, 12만 명의 인구가 농업·어업을 중심으로 생활하는 지역입니다. 고령화 비율은 24.6퍼센트(2005년 국세조사)로 높고, 일반 병원 여덟 개, 정신병원 두 개 등 총 열 개의 병원 병원이 있습니다(그림 4-20). 그 가운데 병상이 100개인 병원이 네 개, 200개인 병원이 여섯 개일 정도로 중소 규모의 병원이 많으며, 이들이 각각 1차 응급과 2차 응급을 맡고 있습니다.

2000년에는 지역에서 활동할 간호사 확보를 목적으로 네 개 지역의 조합이 운영하는 소마 간호전문학교가 설립되었습니다. 그러나 입학자 중 절반이 소마 지역 근처인 미야죠 현 출신이라 졸업한 후에는 미야죠 현의 병원에 취직하고 있었지요. 그래서 소마 지역의 병원에 취직하는 졸업자는 15~40퍼센트에 지나지 않았습니다. 그래서 소마 간호전문학교를 소마 지역의 병원들과 더욱 밀접하게 연대시켜 졸업생들이 소마 지역 병원에 취업하도록 해야 한다고 생각했습니다.

3. 포지티브한 활동의 내용

1) 중요한 가치를 명확하게 함

① 소마 지역의 병원과 간호학교가 연대하여 협의회를 설립

일본간호협회의 보고에서는 효과적인 '간호직원 확보·정착 대책' 중 제3위로 '신입 교육 연수 체제를 충실하게 함'을 들고 있습니다. 그것과 더불어 2010년도부터 시작된 신입 간호직원 연수 노력 의무화에 따라, 연수 체제를 정비하거나 병원 내 교육을 충실히 하도록 제도화했습니다. 그래서 소마 지역 각 병원의 신입 연수에 대해 조사한 결과,

① 병원별로 신입 연수를 실시하기가 어렵다.
② 지역 특성에 맞는 연수 내용이 필요하다.

는 것이 밝혀졌습니다. 이러한 과제에 대처하기 위해 10개 병원의 특징 및 병원 내 시스템과 같은 것들을 고려해야 합니다. 물론 이를 위해서는 각 병원의 간호부서장들의 협력 체제가 꼭 필요하다고 생

각하여 2010년 10월에 협의회를 설립했습니다.

2) 활동노력의 가치를 형식화함

병원에 따라 사정이 다르지요. 그래서 처음에 "협력 체제를 형성하면서 시간과 노력에 걸맞는 성과를 올릴 수 있을까요?" 같은 네거티브한 의견도 나왔습니다. 그렇기에 문제가 무엇인지를 우선 함께 인식하고, 구체적인 노력이나 지향하는 미래상에 대해 포지티브한 감정을 이루도록 노력했습니다.

① '소마의 등불'이라고 프린트한 노란 티셔츠

단체 연수에 참가하는 신입 간호직원과 각 병원의 간호부서장, 교육 담당자 직원이 노란 티셔즈를 착용했습니다. 한 사람 한 사람이 소마의 등불이 되겠다는 소망을 담아 그 노란 티셔츠의 등에 '소마의 등불'이라는 문자를 프린트해 동료 의식을 갖게 했지요.

② 뉴스레터 〈소마의 등불 통신〉을 발행

뉴스레터 〈소마의 등불 통신〉(그림 4-21)은 연간 연수 계획을 비롯하여 연수에 참가한 신입 간호사들의 감상과 미니테스트 결과, 연수하는 모습 등과 같은 연수성과도 게재했습니다. 그리고 참가자들뿐만 아니라 협의회를 구성하는 병원들 내의 경영 부서 등에도 널리 배포했지요. 그럼으로써 병원을 초월한 단체 연수에 대한 이해도 촉진하려고 했습니다.

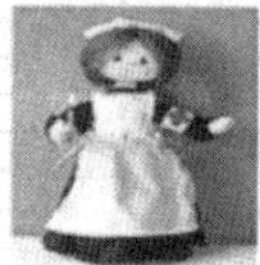
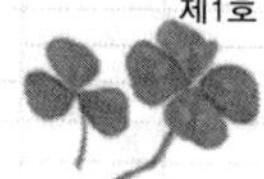

소마의 등불 통신

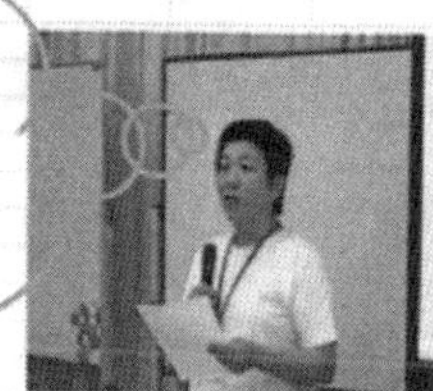

★ 회장 인사 ★
공립 소마 종합병원 호리우치 유미

안녕하세요.
저는 2012년 10월에 발족한 '소마 지역 신입 간호사 단체 협의회' 회장 호리우치 유미입니다. 2013년도부터 신입 간호직원의 졸업 후 임상 연수가 시작되었습니다. 그래서 본협의회는 소마 지역의 신입 간호직원을 위한 단체 연수 병원의 틀을 넘는 교류를 도모하려고 합니다. 잘 부탁드립니다.
3월 11일 대지진 이후, 본지방의 의료 · 간호에는 아직 많은 과제가 남아있습니다. 그래서 간호사들이 충실하게 환자들을 대하고, 안전한 간호를 제공할 수 있게 하려면 첫 해 연수의 의의에 깊이를 더해야 한다고 봅니다. 앞으로도 여러분들의 이해와 협력을 부탁 드립니다.

소마 지역 신입 간호직원 단체 연수 협의회의 목적

이 협의회는 소마 지역의 병원들 간 연대에 의한 신입 간호직원 단체 연수를 계속 실시하려는 목적에 따라 효율적이고 원활한 운영을 위하여 설립되었습니다.

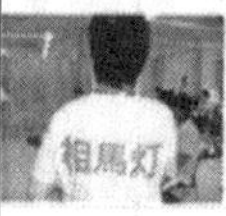

★ 소마의 등불 ★
노란 티셔츠에 '소마의 등불'이라고 적은 유니폼. 올해 간호사가 된 신입 간호직원 여러분들과 선배인 우리가 함께 배우고, 소마 지역의 '등불'이 되어 열심히 하자는 메시지가 담겨 있습니다.

연간 연수 계획

제1회 연수 – 2013년 6월 25일 (토)
〈응급간호〉

제2회 연수 – 2013년 7월 28일 (목)
〈감염 관리〉

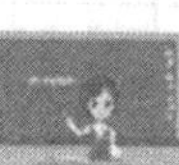

제3회 연수 – 2013년 8월 20일 (토)
〈간호 윤리〉

제1회 연수회 강사로부터의 메시지

소마 간호전문학교 도요다 아키

신입 간호사 여러분, 간호의 세계로 오신 것을 환영합니다.
일을 처음 시작한 지 4개월, 매일 새로운 사거을 경험하면서 "언젠가 나도 선배 간호사처럼!" 되고 싶다면서 열심히 노력하고 있다고 생각합니다. 지금까지 수업과 실습을 통해 많은 공부를 해왔습니다.
그러나 진정한 의미의 공부는 이제부터입니다. 친숙한 것부터 공부해도 좋고, 흥미가 있는 것부터 공부해도 좋습니다. 전문직 종사자로서 프라이드를 가지고 공부하기를 바랍니다. 그리고 우리의 진정한 '스승'은 환자임을 잊지 마시기 바랍니다.
이번에 제가 담당한 BLS(Biomedical Laboratory Science, 임상병리학과)는 응급환자를 위한 중요한 기술입니다. 입원 중인 환자에게 달려드는 용기까지 더해지면 밖에서 일어나는 응급 상황에도 대응할 수 있을 것입니다.
앞으로 기술을 살릴 수 있으면 좋겠습니다.
여러분, 이제부터 간호사로서 함께 성장합시다!

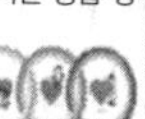

제1회 연수 내용

① 재해 간호(공립 소마 종합병원 이노우에 야스코 선생)

"위를 향해 걷자! 눈물이 흘러나오지 않도록 반드시 다가오는 내일을 위하여 오늘 할 수 있는 것"

지진 재해로 돌아가신 분에게

지진 재해 직후 공립소마 종합병원의 실제 상황을 포함한 재해 의료의 중요성, 응급의료란 … 중증도 분류의 실제 선생님의 경험에서 많은 내용을 들었습니다.
간호의 포인트, 다른 직종과의 연대처럼 앞으로 살릴 수 있는 내용, 정말 감사 드립니다.

② 응급간호 기술(공립 소마 종합병원 사토 마리코 선생 · 아베 유미코 선생)

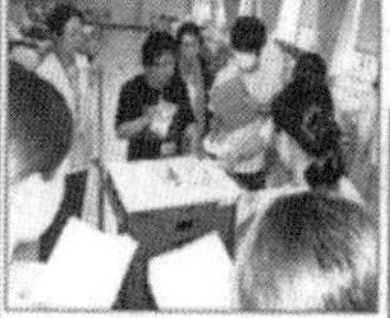
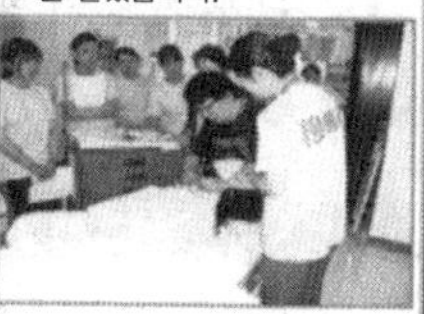

심전도 · 삽관 지원 · 응급약품에 대해 실제로 물품을 접하면서 지도를 받았습니다.

③ BLS 실기 연수
2010년 BLS 가이드라인이 변경되었습니다!!
C(흉골 압박) → A(기도 확보) → B(인공호흡)

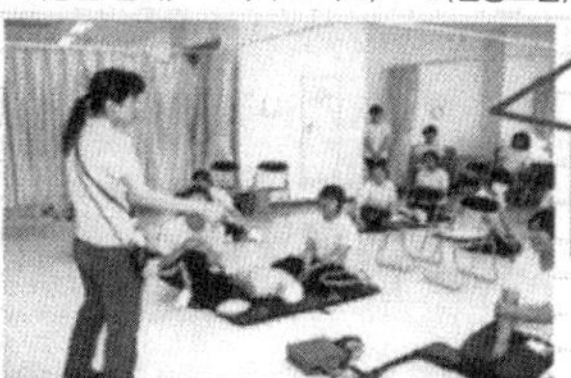

* 그림 확인 테스트의 결과는 —— 어떻습니까?

3) 신입 연수의 내용

① 공통적인 뉴스를 파악하고 교육을 계획함

현상 분석을 함으로써 연수를 받는 사람들이 많이 원하는 것으로 파악된 연수 내용을 검토합니다. 그럼으로써 2011년도의 단체 연수 계획에서는 ① 간호윤리, ② 응급간호, ③ 감염 대책을 위해 노력하기로 설정합니다. 이러한 계획을 세우면서 후생노동성의 신입 간호 직원 가이드라인을 참고하여 도달 목표를 결정했습니다.

연수 방법은 강의, 연습, 그룹워크를 조합했고, 연수 1회는 1일 단위로 계획했습니다. 또한 그룹워크를 진행하는 역할은 간호학교의 교원 또는 각 병원에서의 교육 담당자가 담당하고, 연수 내용에 대해서는 연수가 끝난 후에 확인 테스트를 실시하는 식으로 신입 간호직원의 이해도 조사까지 계획했습니다.

② 신입 간호사들로 상호 지원 관계를 형성

신입 간호사들이 서로 이름과 얼굴을 익히고, 지원 관계를 맺기 위한 기초를 형성함 – 신입 간호사가 불안과 초조 같은 네거티브한 감정을 극복하려면, 그들을 정신적으로 지원해주는 네트워크가 필요합니다. 그러나 여러 병원에 의한 단체 연수로는 일체감을 이루기 어렵고, 정신적인 지원이나 돌아보기 위한 기회를 마련하기도 어렵습니다. 그래서 신입 간호사들이 모두 참가할 수 있도록 각 병원 간호부서장의 협력을 얻기로 했습니다. 아울러 자기 소개와 회식처럼 신입 간호사들이 서로 더욱 깊이 이해할 수 있는 기회를 가질 수 있게 해줄 시간을 연수 기간에 넣었습니다. 동시에 연습을 함으로써 다른 병원의 간호직원들과도 교류할 수 있도록 배려했습니다.

간호학교의 교원에 의한 지원 – 이 신입 연수는 지식과 기술을 단순히 습득하는 것을 너머 신입 간호사의 감정의 바람직한 상태를 포지티브하게 표현하는 것을 지향합니다. 즉, 포지티브한 감정을 관리하려면 우선 개개인의 진정한 주장을 들을 수 있는 기회를 마련해야 합니다. 그 점에서 간호학교의 교원은 신입 간호사들에게는 업무상의 상하 관계로 인해 떨어져있는 입장이면서도, 신입 간호사들의 기분을 헤아리기 쉽고, 그들과 이야기하기도 쉬운 사람이라고 생각했습니다. 그래서 신입 간호사들로부터 진심을 끌어내는 역할을 할 수 있으리라 생각하고, 그룹워크의 사회를 맡아달라고 의뢰했습니다.

각 병원의 단체 연수 후 신입 지원 – 연수가 끝난 후에도 신입 간호사에 대한 지원은 계속 필요합니다. 간호부서장 및 교육 담당자가 단체 연수에 참가함으로써 연수 후 각 병원에서 신입 간호직원을 지원하는 내용을 검토하고, 병원 내에서의 연수 또는 각 부서에서 OJT(on The Job Training)*를 활용함으로써 계속 지원할 수 있다고 생각합니다. 그 실제 상황에 대해서는 협의회에서 보고·검토하기로 정했습니다.

---

* 직장 내 교육 담당자 등 직속 상사가 현장에서의 작업으로 개별 지도·교육하는 것이다 _옮긴이 주

4. 포지티브 매니지먼트의 성과

1) 결 과

① 신입 간호사의 평가

연수가 끝난 뒤 연수에 관한 만족도 조사를 실시했습니다. 결과는 다음과 같습니다(그림 4-22).

연수 내용 - 80퍼센트 이상의 신입 간호사가 연수 내용이 충분히 만족스러웠다고 대답했습니다. 그 이유로는 "소중한 것을 배웠습니다"라든가 "기초를 배웠습니다", "현장 대응 노하우를 배웠습니다", "새로운 지식을 얻을 수 있었습니다" 같은 '학습 체험 평가'를 들었지요. 이외에도 "내용이 충실했습니다"라든가 "일기 쉬웠습니다" 같은 '연수 내용 · 방법에 대한 긍정적 평가'나 '신입 간호사들 및 다른 병원들과의 교류 기회에 대한 평가'도 있었지요.

연수 방법 - 절반 이상이 연수 방법이 만족스럽다고 했습니다(그림 4-22). 그 사람들은 그룹 워크 중에 다른 사람들의 의견을 들음으로써 자극과 깨달음과 발견의 기회를 얻기도 했고, 그룹워크에서 자신의 의견을 말할 수 있었다든가, 다른 병원 사람들과 교류할 수 있었던 점, 간호학교에서의 설비 · 병원을 이용할 수 있었던 점 등을 들기도 했지요.

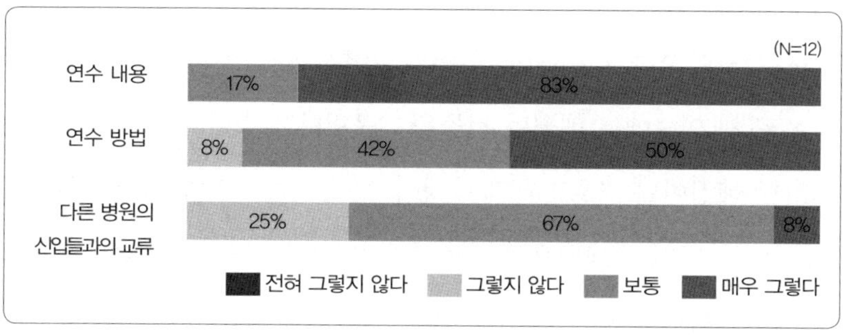

다른 병원의 신입 간호직원과 교류 – 다른 병원의 신입 간호직원과 교류한 점에 대해서는 "어느 정도 교류할 수 있었습니다"라고 대답한 사람이 67퍼센트로 가장 많았습니다. 그러한 평가 중에는 그룹 워크나 휴식 시간 중의 교류에 대한 평가가 있었지요. 반면에 다른 병원의 신입 간호직원과의 교류 시간이 적고, 각 병원 사람들끼리 그들만의 그룹을 만들었다는 네거티브한 의견도 있었습니다. 또한 "교류를 함으로써 상담과 정보 교환도 이룰 수 있었습니다"라든가, "다른 사람들의 의견도 들을 수 있었습니다", "그러한 교류들을 통해 나 자신을 다시 세울 수 있었습니다" 같은 소감도 있었습니다.

② **동일본 대지진의 영향**(대지진이 피해가 있었어도 계속된 것)

소마 지역은 2011년 3월 11일의 동일본 대지진 재해가 닥쳤던 곳으로, 지진과 쓰나미에 막대한 피해를 입었습니다. 또한 후쿠시마 제1 원자력 발전소에서 폭발 사고가 일어나면서 방사능 오염까지 퍼졌습니다. 그래서 재난 발생 다음 날부터 10일간 여덟 개 병원에 입원해있던 환자들은 모두 다른 곳으로 이동되었습니다.

아무도 예상하지 못했던 혼란이 벌어진 와중에도 신입 간호직원들은 단체 연수에서 배웠던 것들을 떠올렸다고 합니다. 그래서 4월에 입사할 예정이던 간호학교의 학생이 지진 피해가 났던 다음 날에 사는 곳에서 가까운 병원으로 달려가 "제가 도와드릴 일이 없을까요?"라고 제의했다는 말을 들었습니다. 그 뒤 그 학생은 많은 동료들로부터 따듯한 메시지 등 지지를 받아 자신의 마음을 서서히 재정비할 수 있었다고 합니다. 이러한 사례에서 볼 수 있듯이, 지진과 쓰나미, 방사능 오염이라는 3중의 피해를 입었음에도 간호사로서의 삶을 시작하려는 간호학교 학생들의 존재는 이 프로젝트가 앞으로 나아가게 하는 원동력이 되었습니다.

③ 정착률

지진 피해를 입어 어려운 상황임에도 불구하고—이사를 갔던 한 명을 제외한—14명이 소마 지역에서 일을 계속하고 있습니다. 그러한 가운데 중간에 지원하는 간호사들도 늘어나면서 신입 간호사들의 수는 서서히 늘어나는 추세입니다.

단체 연수를 계속하는 이유는 이로써 간호 부서의 책임자와 교육 담당자가 병원 내에서 신입 연수 계획을 다시 검토할 수 있었고, 그리하여 각 병원에서의 연수가 보다 더 충실해졌기 때문입니다. 이는 한 지역의 일원이 되는 신입 간호사를 양성한다는 포지티브한 감정이 이 연수 덕분에 양성된 결과라고 생각합니다.

어느 신입 간호사들은 "연수에 참가하여 즐거웠습니다!"라는 말도 했습니다. 또한 회보인 〈소마의 등불 통신〉을 본 클리닉의 신입 간호직원이 연수에 참가하면서 연수의 고리가 넓어지는 것도 확실하게 보고 있습니다. 2012년도부터는 2년차 간호직원의 단체 연수 수강을 추진했으며, 학습의 기회도 확대하려고 합니다.

그림 4-23. 해당 지역 병원에 취업한 비율

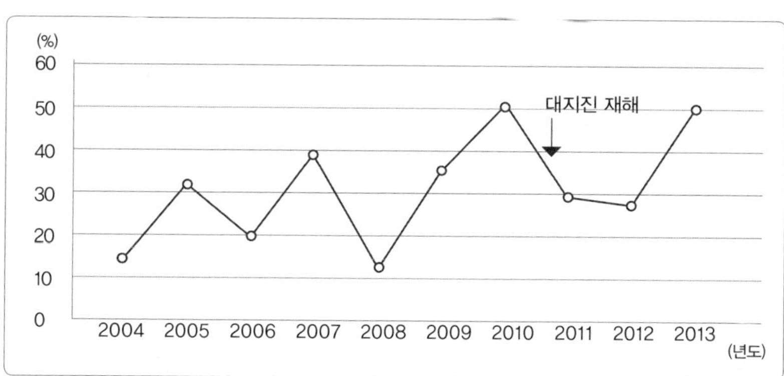

④ 간호학교 졸업생이 해당 지역 병원에 취업한 비율

지역의 간호학교 졸업생은 해당 지역 병원에 신입 간호직원으로 입사합니다. 특히, 대지진 발생 후 해당 지역 의료에 공헌하고 싶다는 학생들이 늘면서 취업률은 50퍼센트에 이르렀지요(그림 4-23).

학생들은 입학할 때 "대지진이 일어났을 때 저는 아무것도 할 수 없었습니다. 그래서 간호사가 되어 우리 지역 사람으로서 중요한 역할을 다하고 싶습니다", "선배와 같은 간호사가 되기를 목표로 하고 있습니다"라고 말하거나, 해당 지역에 대한 포지티브한 감정을 싹

틔우고 있었지요. 더구나 신입 간호사들은 "동기들과 함께 연수를 받을 수 있으니까 열심히 할 수 있을 것 같습니다"라든가 "보람을 느꼈습니다"라고도 했고요.

2) 결과를 어떻게 생각하는가?

① 특별히 소개할 만한 성과는 무엇인가?

중소 규모의 병원에서는 간호직원들을 하나의 병원에서 처음부터 끝까지 교육하기가 힘듭니다. 그래서 간호학교 학생이나 간호직원이 해당 지역을 떠나는 편이지요. 그러다 보니 3.11 대지진 이후 간호직원을 확보하는 일이 시급해졌습니다. 기존 간호사들과 신입 간호사들이 해당 지역에서 일할 수 있도록 지원해주는 체제를 충실히 갖춰야 하는 이유이지요.

여기서 소개한 프로젝트는 지역들이 연대하여 신입 간호사 교육 체계를 충실히 한다는 시도를 한 걸음 더 발전시킨 것이라고 생각합니다. 앞으로 더욱 충실한 교육이 이루어질 수 있도록 신입 간호사들의 요구를 반영한 연수를 계속함으로써 지역에 필요한 간호직원을 확보하는 것은 물론, 그들이 해당 지역에 잘 정착할 수 있도록 하겠습니다.

단체 연수를 시작한 뒤 참가한 병원과 참가자들의 수가 늘어나면서 2013년에는 참가한 병원이 아홉 개, 신입 간호직원은 28명에 이르렀습니다. 그럼으로써 노란 티셔츠를 도입한 지역 병원들 사이에서 신입 간호사 연수의 고리가 넓어지고 있습니다(표 4-11).

　3.11 대지진 때 피해를 입은 뒤 다 함께 이 프로젝트를 수행한 것은 결과적으로 의의가 큰 일이었다고 생각합니다. 그래서 어떤 상황에서도 업무에 의연하게 임하는 간호직원을 키우고 싶다는 생각마저 하게 되었지요.

표 4-11. 집합 연수에 참가한 인원의 수

	신입 2년차 직원 참가 병원 수	신입 직원 수	2년차 직원 수
2011년	3	13 → 14	–
2012년	7 (진료소 : 1)	16 → 18	14
2013년	9 (진료소 : 2)	28	22

② 다른 병원에서도 활용할 수 있는 것

　협의회 형식으로 지역 네트워크를 형성함으로써 신입 간호사 단체 연수를 더욱 원활하게 운영하게 되었습니다. 그리고 네트워크에 의해 병원들 간의 소통이 자연스럽게 이루어지면서, 대지진 당시에는 상호 지원으로 발전시킬 수 있었지요. 지진 후 협의회를 재개했을 때에는 병원이 혼란스러운데도 간호 부서 책임자들이 모였습니다. 저는 거기에서 승객을 맡았기에 책임을 다하느라 지쳤었지만, 같은 입장인 동료들과 마음을 공유할 수 있었지요. 이는 관리자들 사이에서의 정신적인 지원으로도 이어졌습니다.

　신입 간호사 단체 연수가 3년째에 이른 현재, 관리자들 간의 신뢰 관계도 깊어지면서 문제에 대해 상담하는 관계도 이루어졌습니다.

또한 연수의 성과를 눈에 보이게 하기 위한 방법으로서 '확인 실험'
을 공표하고 뉴스레터도 배포했지요. 아울러 단체 티셔츠 도입은 신
입 간호직원들로 하여금 연수를 되돌아보게 하는 것은 물론, 연수라
는 기회의 분위기를 밝히고, 동료 의식도 키웠습니다.

5. 정 리

지금까지 교류한 병원들이 협의회에 의해 연대함으로써 신입 간
호직원들의 연수는 물론 간호조무사들의 연수도 합동으로 개최하게
되었습니다. 또한 구급간호에서의 CPR(cardiopulmonary resuscita-
tion, 심폐소생술)을 실습할 때에는 소방서의 협력을 받아 응급구조사
에 의한 연수도 진행할 수 있었지요. 반대로 병원 관련 연수회에 많
은 응급구조사들이 참가하는 등 부차적인 성과를 얻음으로써 활동
이 지속적으로 발전하고 있습니다.

아울러, 신입 간호사들의 단체 연수를 통해 지역 안팎으로부터
협력과 지원을 구할 수 있었습니다. 그리고 해당 지역 간호학교의
병원과 설비를 활용할 수 있게 되는 등 다양한 교류가 시도되고 있
습니다.

맺음말

건강과 포지티브한 감정에 대한 연구가 계속되고 있습니다. 예를 들면 가톨릭 교회 수녀 180명의 일기를 연구했더니, 젊었을 때부터 포지티브한 감정을 표출한 경우 장수했다는 점이 밝혀졌습니다.[1] 그리고 외래환자를 실험군과 대조군으로 나눈 뒤, 실험군은 10주간 매일 다섯 가지 감사 리스트를 작성하도록 요청했습니다. 이로써 기분, 대처 방식, 건강 행동, 신체 증상 및 전체적인 생활 평가를 계속했더니 실험군에서는 잠을 잘 때와 깨어났을 때의 상쾌함의 점수가 다른 그룹과 비교하여 의미가 있을 정도로 높았습니다.[2] 더욱이 B. E. 코크가 진행했던 최신 연구에 의하면 실험군으로서 포지티브한 감정을 가지고 명상을 한 사람은 그렇지 않은 사람에 비해 미주신경의 상태가 더 좋고, 사회와 더 잘 소통했습니다. 그러한 결과에 따라 코크는 "건강하기를 바란다면 기분을 포지티브하게 유지하라"고 조언했지요.[3]

이전에는 관리자가 부하를 컨트롤하기 위해 정보를 독점하거나, 공격적이고 권위적으로 관리했지요. 상사의 "점프하라!"는 명령에 부하는 "왜 해야 합니까?"라고 반문하는 대신 "몇 미터까지 뛰어올라야 합니까?"라고 그 뜻에 따르는 것 같은 행동을 했습니다. 그러나 오늘날에는 교육이 거듭되고 축적되면서 의욕적인 간호사들은 상사에게 합리성과 파트너십, 모범을 보일 것과, 자신들을 이끌어주고 의욕도 심어주도록 관리해달라고 요구하고 있습니다.[4] 장기간에 걸쳐 성과를 내려면 자신이 지금 하고 있는 일이 다른 사람들에게도 중요하고 가치가 있다고 인식해야 합니다. 그럼으로써 기본적인 행복과 일에 대한 만족감을 느낄 수 있지요. 한편, 관리자의 네거티브한 행동은 미래를 불확실하게 만듭니다.

1990년대에 뇌 과학이 말선하면서 '활동하는 뇌'를 그려내는 것도 가능해졌지요. 이것은 교육 방법에 획기적인 선물을 제공했습니다. 배고픔, 갈증, 통증, 부끄러움, 혼란, 또는 수많은 새로운, 그리고 빨리 나타났다 곧 쓸모 없어지는 정보에 의해 사람들은 위협을 받으면서 자신의 안전을 지키려고 하게 됩니다. 이러한 상황에서는 말에 초점을 둘 수 없고, 위협에 관한 신호에 주의를 기울이도록 해주는 효과적인 학습도 불가능하지요. 즉, 학습이 가능한 환경을 만들려면 친숙하고 구조화된, 예측가능하고 안전한 상황이 필요합니다. 그런 상황에서 엄숙하기보다는 오히려 일관성 있는 관계를 맺는 것이 중요하지요.[5] 그리고 이러한 것은 관리자가 신입은 물론 모든 관계자들을 위해 배려해야 하는 사항입니다.

　직원들을 엄하게 대하거나 화를 내는 것은 관리자 자신이 그 상
황을 견뎌내거나 당장 살아남기 위해 벌이는 대응일 뿐입니다. 낙관
적·긍정적으로 사물을 보면 시야가 넓어지고 유연하게 생각할 수
있지요. 그러면 창조적인 노력을 할 수 있게 되면서 성장을 하거나
지속적인 변혁을 이루는 것이 가능해진다고 합니다.[6] 간호관리자가
그렇게 변화하는 데에는 포지티브 매니지먼트가 중요합니다.

　간호사로도 활동했던 캐롤 키한 수녀는 미국의 보건 의료 정책 개
혁과 관련하여 "어린이들 및 사회적 약자들의 인간적 존엄과 건강
을 지키기 위해 헌신했던 리더십"을 인정받아 2010년 〈타임〉지에서
'세계에 영향을 미치는 리더 100명' 중 한 분으로 선정되었습니다.
캐롤 키한 수녀는 리더의 핵심적인 특징으로 '성실함, 지성, 근면,
유머, 인내, 긍정적 태도'를 들었습니다.[7]

　일본 젊은이들도 포지티브한 표현에는 민감합니다. 2010년 전
국 고등학교 디자인 선수권 대회에서 삿포로의 헤이안 고등학교 학
생이 발표한 〈네거포 사전(네거티브한 말을 포지티브한 말로 바꿔주는 사
전)〉이 사람들을 부드럽고 활기차게 해주는 '마음의 어플리케이션'으
로 평가를 받았으며, 그 뒤 실용화되고 정식 사전으로도 출판되었습
니다. 그 사전은 예를 들면 '인색'이나 '비열' 같은 네거티브한 말을
'융통성의 선수', '물건을 오래 잘 쓴다', '자연 보호 운동에 적극적이
다'와 같이 포지티브한 표현으로 변환시켜줍니다. 네거포 사전의 효
용으로는 ① 긍정적이 된다, ② 자신감을 갖게 된다, ③ 싫어하는 사
람을 조금이나마 좋아하게 된다 등을 들 수 있지요.[8]

매일 무심코 사용하는 말은 사실 자신의 행동을 제한하거나, 상대가 느끼는 이쪽의 인상에 영향을 준다고 하지요. 그렇기 때문에 무엇인가를 받았을 때 "미안합니다만"이라는 말 대신 "고맙습니다"라는 말로 포지티브하게 표현하는 것이 커뮤니케이션을 좋게 한다고 합니다.[9] 간호관리자도 직원들 및 주변 사람들과 소통하면서 자신이 사용하는 말의 힘을 깨달아야 합니다. 그럼으로써 자신이 말하고 싶은 것을 상대방에게 정확하게 전달하도록 포지티브한 표현을 떠올려야 하지요.

조직과 감정에 대한 연구는 미국을 중심으로 이루어지고 있습니다. 하지만 일본 문화에서도 "조직과 감정이 중요하다"는 인식은 꽤 오래 전부터 있었습니다. 희망을 잃지 않으면 행복해진다는 의미로 이용되는 "웃으면 복이 온다!"라든가, 불교의 '화안애호和顔愛護' 같은 말이 그 사례지요. 그러니까, "온화한 표정을 짓고서 부드러운 말을 주고받으라"는 의미인 화안애호라는 말도 결국 "상대방을 온화하게 배려해주는 마음을 가지고 서로 지지해주라"는 뜻이지요. 큰일이 계속 터지다 보면 이런 말은 자칫 잊어버리기 쉽지요. 하지만 이러한 말의 의미는 관리자에게 중요한 자세를 알려줍니다.

마지막으로 일본에서 이루어진 연구를 소개합니다. 24~32세 남성 14명을 대상으로 한 연구에서 5일 동안 두 시간씩만 잤을 경우 수면 부족 상태가 쌓여 결과적으로 부정적인 감정이 높아진다고 했지요. 그럼으로써 감정을 조절하기가 힘들어진다는 것입니다.[10]

이러한 연구 내용을 떠올려보면, 이제부터 간호관리자는 직원들이 긍정적인 마음을 가지고서 일에 열중할 수 있도록 직장의 환경을 조성할 책임이 있다는 것을 깨달을 수 있습니다. 물론 그렇게 하려면 관리자 자신이 매일 긍정적인 기분으로 활기차게 있을 수 있도록 앞장서서 잘 자고, 긍정적인 태도를 유지하면서 포지티브한 말을 사용해야 하지요. 그리고 하루가 끝날 무렵, 그날에 있었던 일들을 되돌아보고, 일기에 '감사 리스트'를 씁니다. 이것을 6개월간 계속하면 자신과 주변의 커다란 변화를 깨닫게 될 것입니다.

참고 · 인용 문헌

1) Danner D. D., Snowdon D. A., Friesen W.V. : Positive emotions in early life and longevity : findings from the nun study. J Pers Soc Psychol 80(5) : 804-813, 2001

2) Emmons R. A., McCullough M. E. : Counting blessings versus burdens : an experimental investigation of gratitude and subjective well-being in daily life. J Pers Soc Psychol 84(2) : 377-389, 2003

3) Kok B. E., Coffey K. A., Cohn M. A., et al : How positive emotions build physical health : perceived positive social connections account for the upward spiral between positive emotions and vagal tone. Psychol Sci 24(7) : 1123-1129, 2013

4) J. 블랑켄쉽 푸지, M. 우드워드-스미스 지음, 이베 도시코 옮김, 《간호관리자와 부하가 보다 더 나은 관계를 만드는 실천 가이드(제2판)》, 일본간호협회 출판회, 1997,pp.163-104

5) Bruce P. D. : Fear and Learning : Trauma-related factors in the adult education process. In Johnwon S., Taylor K., eds : The Neuroscience of Adult Learning. Jossey-Bass, 2006, pp.21-27

6) Fredrickson B. L., Cohn M. A. : Positive emotion. In Lewis M., Haviland-Jones J. M., Barrett L. F., eds : Handbook of Emotion 3rd ed. The Guilford Press, 2008, pp.777-796

7) C. 키한 지음, 《지금부터의 간호 관리에 요구되는 리더십 - 간호학 텍스트 시리즈, NiCE 간호관리학》, 남강당, 2013

8) 네거포 사전 제작위원회 편저, 《네거포 사전 - 네가티브한 언어를 포지티브로 변환》, 주부의 친구사, 2012, pp.4-5

9) 가와노 하나 지음, 《99퍼센트의 사람들이 하고 있지 않았던 1퍼센트의 일의 요점》, 디스커버투엔티원, 2013, pp122-123

10) Motomura Y., Kitamura S., Oba K., et al : Sleep debt elicits negative emotional reaction through diminished amygdala-anterior cingulate functional connectivity. PLoS One 8(2) : e56578, 2013

워크노트

이 책을 읽고 당신이 사물을 보는 방법, 말투, 태도 등 포지티브하게 바꿔보려고 생각한 것을 아래에 적어 속표지에 있는 ☺ 의 눈 하나를 까맣게 칠합니다.

바꿔보고 싶다고 생각하는 것 (월   일)

1개월 후의 변화 (월   일)
자기 자신과 주변에서 어떤 변화가 일어났는지 적습니다.

3개월 후의 변화 (월   일)
자기 자신과 주변에서 어떤 변화가 일어났는지 적습니다.

6개월 후의 변화 (월   일)
자기 자신과 주변에서 어떤 변화가 일어났는지 적습니다. 변한 것이 없었다면 속표지에 있는 ☺ 의 또 하나의 눈을 까맣게 칠합니다.

포지티브 매니지먼트에 도움이 되는 자료들

추천하는 책

1. D. 클립튼, P. 넬슨 지음, 미야모토 기이치 옮김, 《강점을 살리자!》, 일본경제신문사, 2001

2. D. 쿠퍼라이더, D. 휘트니. 지음, 혼마 마사토 번역 겸 감수, 《최고의 순간을 끌어내는 조직 개발》, PHP 연구소, 2006

3. 시마이 사토시 지음, 《포지티브 심리학 – 21세기 심리학의 가능성》, 나카니시야출판, 2006

4. 다카마 구니오 지음, 《조직을 바꾸는 '방법'》, 광문사, 2008

5. Lopex S. J., Snyder C. R. : Oxford Handbook of Positive Psychology 2nd ed. Oxford University Press. 2009

6. B. 프레드릭슨 지음, 우에키 리에 번역 겸 감수, 《포지티브한 사람만이 잘 되는 3:1의 법칙》. 일본실업출판사, 2010

7. C. 피터슨 지음, 우노 가오리 옮김, 《포지티브 심리학 입문 심리학 입문 – '잘 사는 법'을 과학적으로 생각하는 방법》, 춘추사, 2010

8. J. 쿠제스, B. 보스너 지음, 이토 나미코 옮김, 가나이 도시히로 감수. 《리더십 도전》. 바다와 달출판사, 2010

9. S. 에이카 지음, B. 트로스텐 블룸, 이토 나미코 옮김, 《행복하기 위한 일곱 가지 법칙》, 도쿠마서점, 2011

10. D. 휘트니, B. 트로스텐 블룸, K. 레이더 지음, 이치세 히로키 옮김, 《포지티브 파워를 끌어내는 다섯 가지 사고 방법 – 왜 저 리더의 직장은 밝은가?》, 일본경제신문출판사, 2012

11. 마츠무라 히로시 지음, 《예술적인 간호의 지도자 찜질》, 메디컬 출판, 2012

12. T. 라스 , B. 콘티 지음 다구치 도시키, 가토 마리코 옮김, 《강력한 리더십! – 이제 리더의 재능에 눈을 뜨자!》, 일본경제신문사, 2013

13. Spreitzer G. M., Cameron K. S. : Oxford Handbook of Positive Organizational Scholarship. Oxford University Press, 2011

14. K. J. 가겐 지음, 아즈마무라 도모코 옮김, 《당신으로의 사회구성주의》, 나카니시야출판, 2004(제 5~7장)

15. 겐다 유시 지음,《희망을 만드는 법》, 이와미서점, 2010

16. 기노시타 이사무 지음,《워크숍 - 주민 주체의 마을 만들기의 방법론》, 학예출판사, 2007

17. 호리 기미토시, 가토 아키라 지음,《워크숍 디자인 - 지혜로운 대화의 장 만들기》, 일본경제신문출판사, 2008

18. 나카하라 아츠시 편저,《기업 내 인재 육성 입문》, 다이아몬드사, 2006

19. D. A. 숀 지음, 야나기사와 쇼이치, 미와 겐지 옮김,《성찰적인 실천이란 무엇인가? - 프로페셔널의 행동과 사고》, 호쇼보, 2007

추천하는 영화

1. 이누도 잇신, 히구치 신지 감독, 〈무사 노보우: 최후의 결전〉. 2011

2. K. 폴락 감독, 〈애즈 잇 인 헤븐As It Is In Heaven〉. 2004

ㅈ

ㅋ

EXCELLENT NURSING

펴 냄 2015년 12월 21일 1판 1쇄 박음 | 2016년 1월 5일 1판 1쇄 펴냄
편 저 자 데시마 메구미
감 수 정정희
옮 긴 이 김지원, 이민자
펴 낸 이 김철종
펴 낸 곳 (주)한언
등 록 번 호 제1-128호 / 등록일자 1983. 9. 30
주 소 서울시 종로구 삼일대로 453(경운동) KAFFE 빌딩 2층(우 110-310)
      TEL. 02-723-3114(대) / FAX. 02-701-4449
책 임 편 집 장웅진
디 자 인 김정호, 이찬미, 정진희
마 케 팅 오영일
홈 페 이 지 www.haneon.com
e - m a i l haneon@haneon.com

'메디캠퍼스'는 (주)한언의 의료 서적 전문 임프린트입니다.

ISBN 978-89-5596-738-8 13510

이 도서의 국립중앙도서관 출판예정도서목록(CIP)은 서지정보유통지원시스템 홈페이지
(http://seoji.nl.go.kr)와 국가자료공동목록시스템(http://www.nl.go.kr/kolisnet)에서
이용하실 수 있습니다. (CIP제어번호 : CIP2015033850)

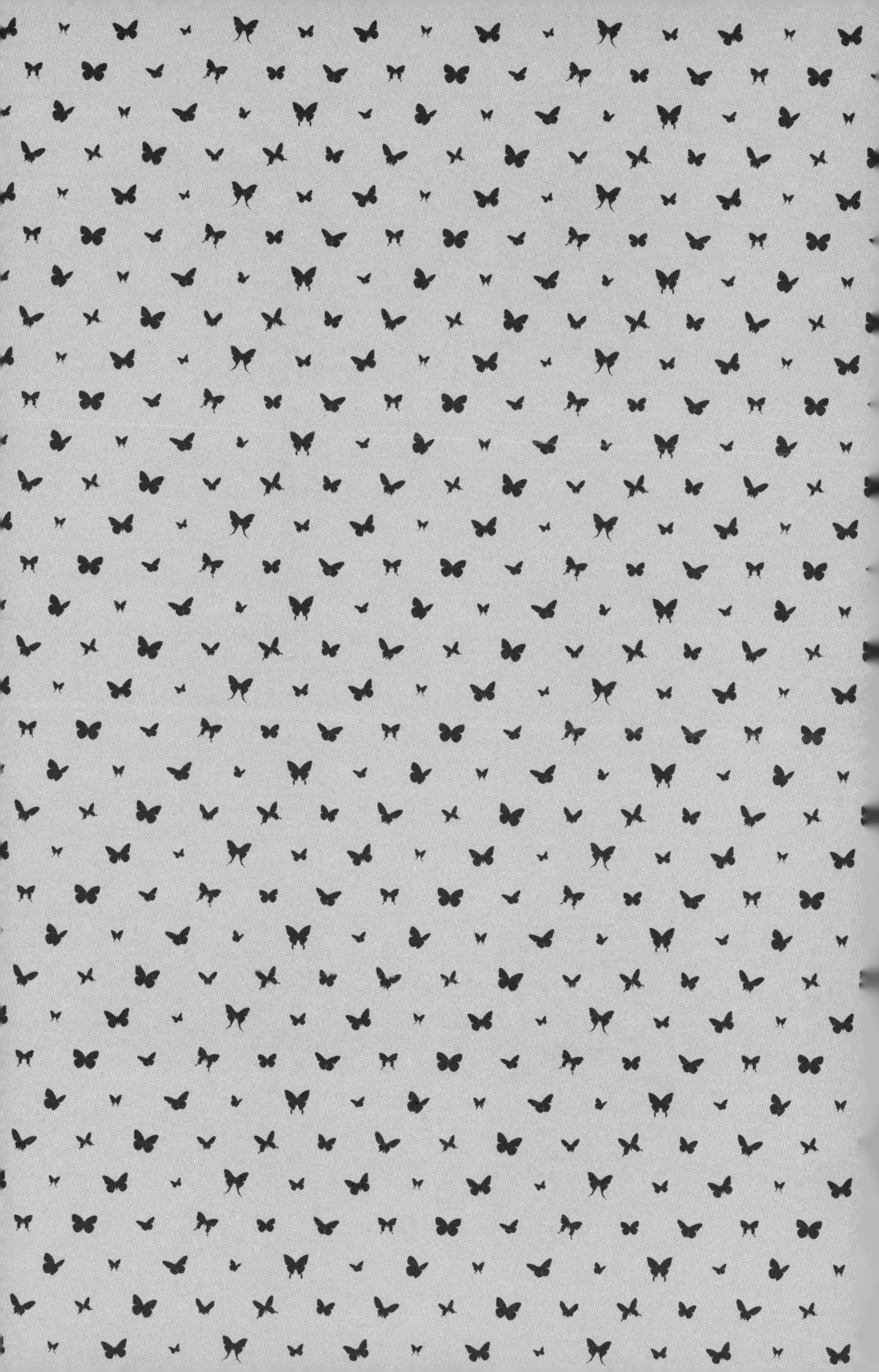

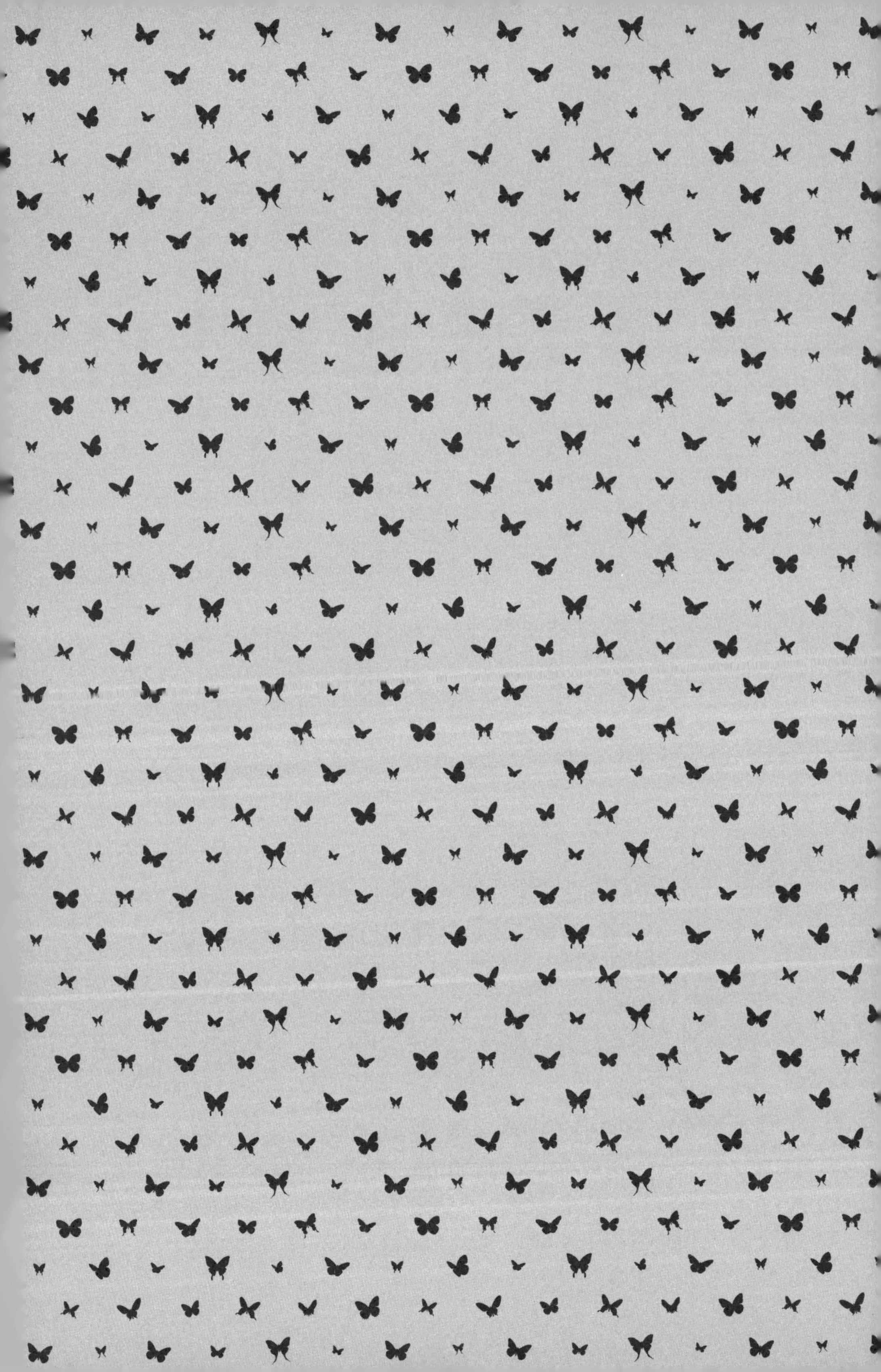

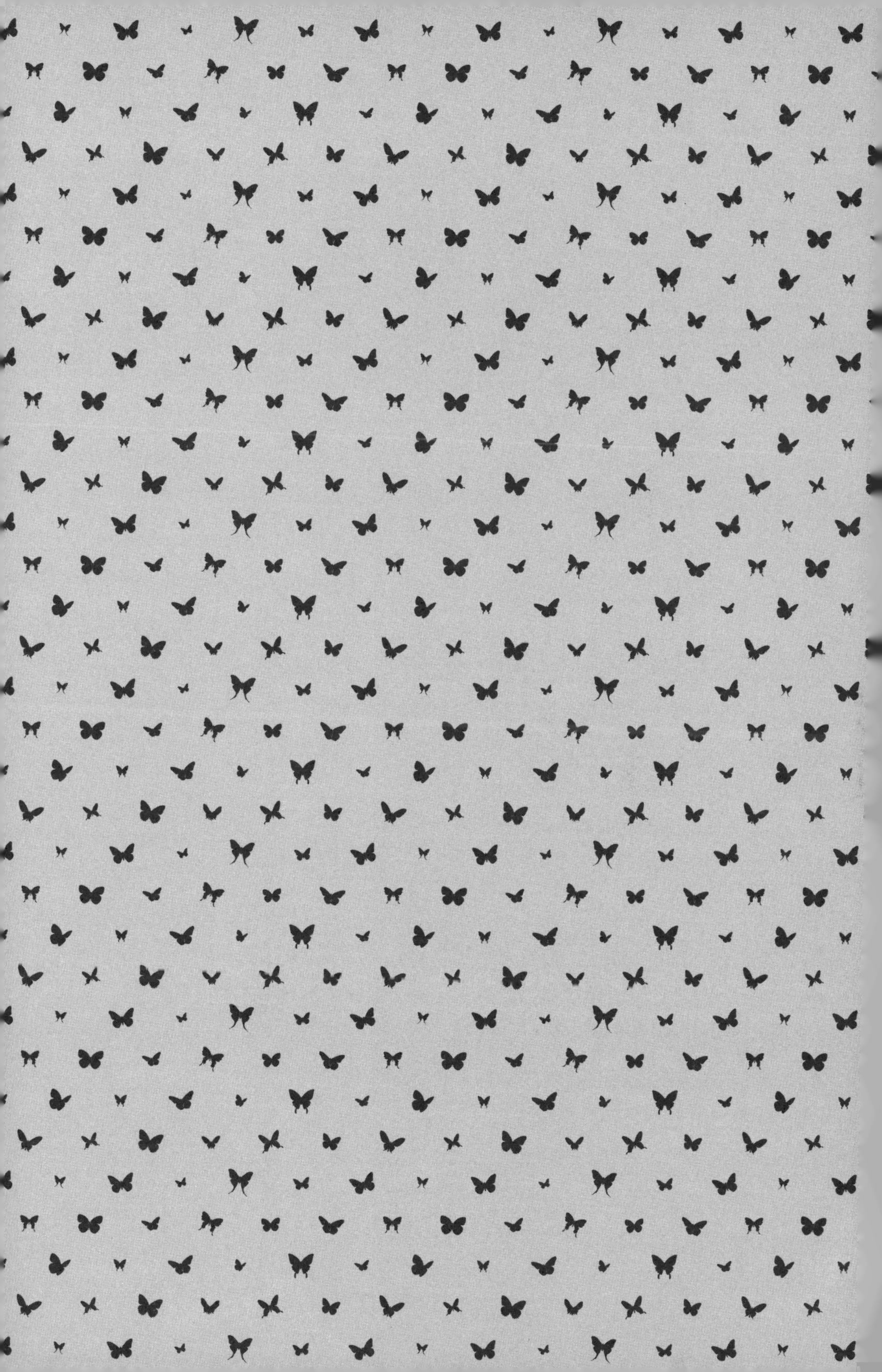

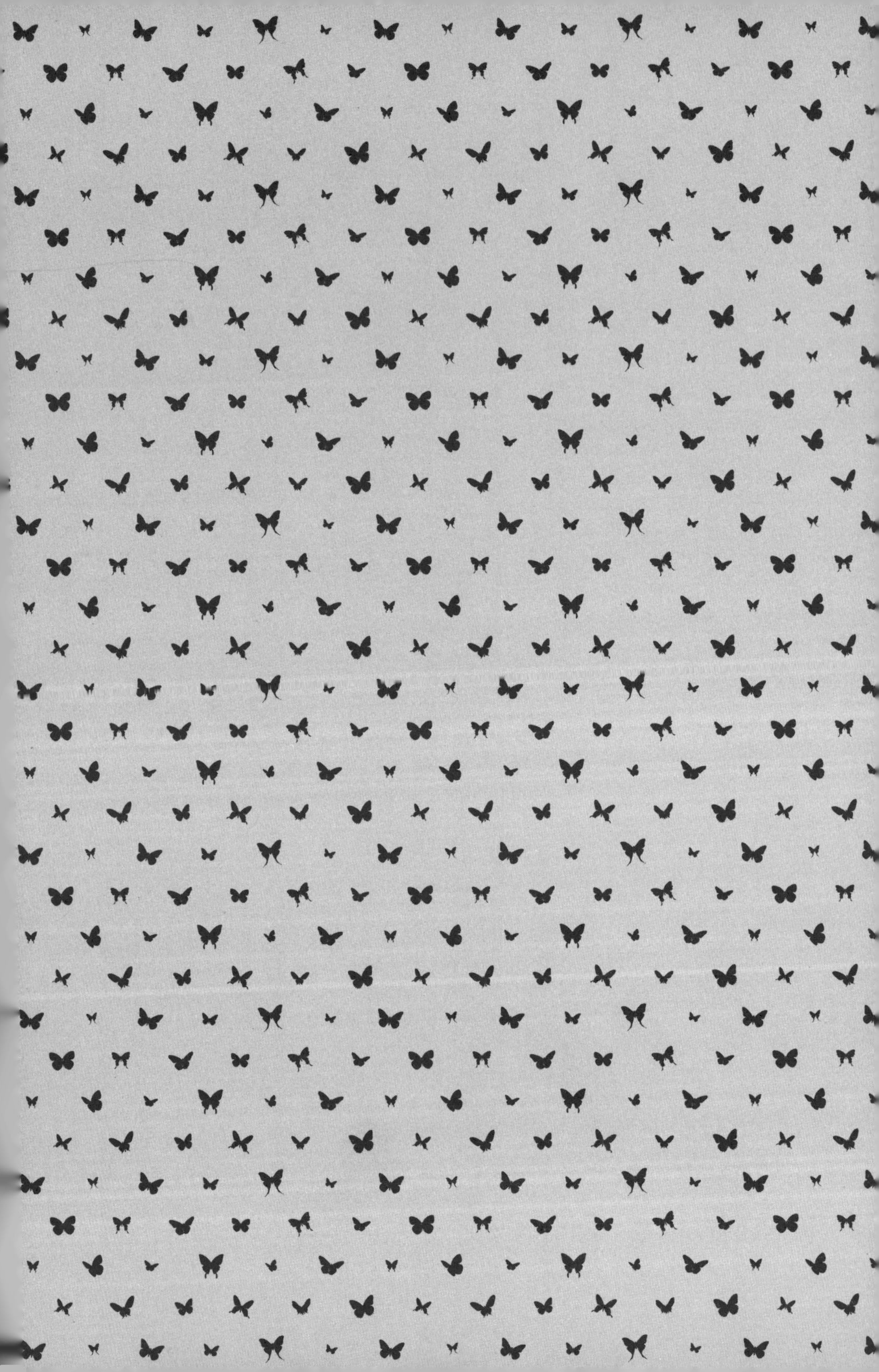